考试前孩子是否感到紧张？
孩子遇到困难是否会一直拖延？
孩子是否有情绪和心理困扰？
……

在繁重的学业、纷繁复杂的社交媒体、同伴交往、亲子冲突的重重压力之下，青少年的焦虑、紧张前所未有。培养正念的习惯，将帮助孩子更好地应对压力，改善他与家人和朋友的关系，在学校获得更好的表现。

正念可以帮助孩子退后一步，体验此时此刻，并且发掘他内在的力量和韧性。每天10分钟的正念练习可以使他产生巨大的变化。通过养成这种有价值的习惯，孩子将体验到更多的好处。

书中包含四种类型的练习：

◎ **平静练习：** 在压力大的时候可以帮助孩子缓解情绪，或者在忙碌一段时间后放松。

◎ **专注练习：** 有助于孩子提升集中注意力的能力。

◎ **重建联结练习：** 有助于孩子识别和接纳各种各样的情绪。

◎ **回应练习：** 有助于孩子发现消极的想法和情绪，引导他的思维向积极的方向发展。

本书分别介绍了每天早、中、晚不同时间段可以做的练习，让孩子能够更容易找到适合他时间安排的练习。

本书对于成年人来说，也是一种很好的工具，无论你是父母、老师，还是与孩子工作的咨询师或正念老师，都可以从中受益。

U0280446

青少年正念

每天10分钟，让孩子更专注、更平和、更有韧性

[美] 珍妮·玛丽·巴蒂斯汀 著　祝卓宏 王洵 译
Jennie Marie Battistin

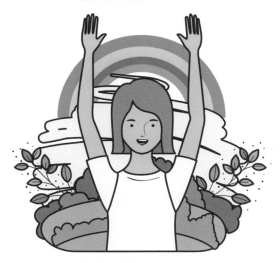

MINDFULNESS FOR TEENS IN
10 MINUTES A DAY

Exercises to Feel Calm, Stay Focused & Be Your Best Self

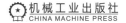

机械工业出版社
CHINA MACHINE PRESS

北京市版权局著作权合同登记　图字：01-2022-7087 号。

图书在版编目（CIP）数据

青少年正念：每天 10 分钟，让孩子更专注、更平和、更有韧性 /（美）珍妮·玛丽·巴蒂斯汀（Jennie Marie Battistin）著；祝卓宏，王洵译 . —北京：机械工业出版社，2023.9（2024.12 重印）

书名原文：Mindfulness for Teens in 10 Minutes a Day: Exercises to Feel Calm Stay Focused & Be Your Best Self

ISBN 978-7-111-73344-7

Ⅰ.①青… Ⅱ.①珍… ②祝… ③王… Ⅲ.①心理调节 – 青少年读物　Ⅳ.① R395.6-4

中国国家版本馆 CIP 数据核字（2023）第 106518 号

机械工业出版社（北京市百万庄大街22号　邮政编码100037）
策划编辑：刘利英　　　　　　责任编辑：刘利英　　欧阳智
责任校对：张晓蓉　　陈 越　　责任印制：郜 敏
北京瑞禾彩色印刷有限公司印刷
2024 年 12 月第 1 版第 3 次印刷
130mm × 185mm · 4.875 印张 · 2插页 · 76千字
标准书号：ISBN 978-7-111-73344-7
定价：69.00元

电话服务　　　　　　　　　　　网络服务
客服电话：010-88361066　　机　工　官　网：www.cmpbook.com
　　　　　010-88379833　　机　工　官　博：weibo.com/cmp1952
　　　　　010-68326294　　金　书　网：www.golden-book.com
封底无防伪标均为盗版　　机工教育服务网：www.cmpedu.com

前言

什么是正念

正念对你有什么帮助

你可能听说过"正念"这个词，你会好奇为什么它总是频频出现在各个领域。正念是指活在当下，培养一种对周围环境和自身行为的觉察。本书将教你用它来训练你的大脑，使其不要对周围发生的事情过度反应或被头脑中的想法淹没。你将学会成为自己大脑和情绪的主人。

正念能帮助你退后一步，体验此时此刻，并且能够发掘你内在的力量和韧性。在现代社会，大多数像你一样的青少年虽然在社交媒体上看起来好像过得不错，但实际上却需要平衡许多潜在的压力，这些压力可能来自家庭作业、运动、社团、升学、人际关系、兼职工作等方面。如果你觉得自己感到过于紧张或过于涣散，你需要知道的是，你并不孤单。

好消息是，培养正念习惯将帮助你更好地应对压力，改善与家人和朋友的关系，并在学校表现更好。正念是一项真正有价值的技能，无论是现在还是将来，都会对你有帮助。不管未来生活把你带到哪里，无论你遭受多么大的压力，这一份平和与满足都将与你同在。这就是正念的意义所在。

养成正念习惯

我知道你有可能会问:"我有时间练习正念吗?"答案是肯定的。事实上,我相信你无法忽视正念的作用。我的祖母总是和我说:"当你犹豫的时候,你就已经可以完成了。"

正念可以让你在每天 10 分钟的练习中产生巨大的变化。通过养成这种有价值的习惯,你将体验到更多的好处。最好的正念练习是那种无论你身在何处,随时随地都可以完成的练习。

这本书对我有何帮助

阅读本书,你将学会 4 种练习:

平静练习 帮助你在压力大的时候或者在忙碌一段时间后放松心情。

专注练习 训练你的大脑更轻松地集中注意力。

重建联结练习 这是一种以感受为中心的练习,可以帮助你体验、识别和接纳各种情绪。这种练习有助于你将情绪看作一种信息,而不是永恒不变的事实。情绪有时就像是变幻莫测的天气,而且这其实不算是问题。这些练习将帮助你学会与自己的情绪共处,而无须做出反应和判断。

回应练习　帮助你发现消极的想法和情绪，引导你的思维向积极的方向发展。这些练习让你能够更轻松、更从容地应对有挑战性的环境。

每种练习都有一个深化练习的建议：对你刚刚完成的练习稍加改进，来更加深入地体验到它的好处。

你可以留意一下练习之后你的变化和进步，建议你用写日记的方式记录下来。你会发现，写日记能够帮助你提高专注力、检查自己是否有进步。

正念的好处

正念有很多好处，其中最有价值的两个方面是：改善情绪；提高专注力和觉察力。

改善情绪　每天只练习 10 分钟正念就可以帮助你创造和维持一种平和、接纳和放松的感受。这一练习可以防止大脑陷入消极的想法，比如过度担忧。你将能够减少情绪波动，以清醒的头脑处理复杂的情况。

提高专注力和觉察力　正念可以提高你的专注力。每天的正念练习会帮助你把注意力集中到一件事上，比如你的呼吸、某个声音或物体，以帮助你的大脑在当下变得更平静，安住在此时此刻。随着注意力的集中，你的学习能力会逐渐提高。同样地，随着专注成为一种习惯，你将能够在压力下表现得更好，比如当你参加考试、结识新朋友、在公众面前讲话或做运动的时候。

以下是正念的其他一些好处：

- 提高情绪管理能力
- 深度睡眠
- 轻松适应变化
- 健康的饮食习惯
- 更强的同理心
- 降低药物滥用的风险

你想从哪里开始

开始正念练习并非只有一种方法。本书分别介绍了每天早、中、晚 3 个时间段可以做的练习，让你能够更容易找到适合你时间安排的练习。通过一个月的日常练习，无论你身在何处，都可以让正念成为一种习惯。毕竟，我们的目标是更投入地生活，并在任何时候都充分地活在当下，而不仅仅是在练习时。

- 你有睡眠问题吗？平静练习可以有所帮助。
- 考试前你是否感到焦虑？专注练习可以帮你缓解焦虑。
- 你遇到困难时是否会一直拖延？做一个重建联结练习，来理解那些可能阻碍你的情绪。
- 你是否想要减少大脑自动反应给你带来的困扰？尝试用回应练习来让自己平静。

正念练习将为你带来真正的进步。通过练习正念，你的大脑带给你的变化会对你的生活产生非常积极的影响。只要每天练习 10 分钟正念，你就会体验到变化。

呼吸技巧

科学家已经了解到，我们的呼吸方式对我们的感觉有着直接而有力的影响。例如，平静的呼吸可以帮助我们放松副交感神经系统，降低应激激素水平和血压，减缓心率，让我们的身体得到放松。

我们的呼吸方式可以激活从横膈到大脑的迷走神经，并由其向副交感神经系统发出信号，使我们回到平静状态。

你不必为了从呼吸技巧中受益而感到有压力。呼吸练习是非常有用的工具，可以在提高专注力的同时，帮助你获得平静。本书将在大多数练习开始时使用以下类型的呼吸练习，以帮助我们为开始训练做好准备。"你想从哪里开始"可以作为各种呼吸技巧的行动指南。

4、7、8 呼吸（瑜伽呼吸）

我喜欢 4、7、8 呼吸，或者说是瑜伽呼吸，原因如下：它让我们感到超级放松，你可以在感到压力或难以入睡时使用它。它能有效地帮助降低皮质醇（我们的主要应激激素）水平，使身体处于完全放松的状态。在练习中，由于你会把注意力集中在你的呼吸上，因此你的焦虑会慢慢消失。

1. 闭上眼睛，把注意力集中在呼吸上。深吸气，当空气进入腹部的时候，你会感觉到你的腹部鼓起来了。当你呼气时，你会感觉到你的腹部瘪下去了。
2. 吸气，数数。吸气，数到 4（自己数）：吸气，2，3，4。
3. 屏住呼吸，数到 7（自己数到 7）：屏住呼吸，2，3，4，5，6，7。
4. 数到 8 的时候呼气（自己数）：呼气，2，3，4，5，6，7，8。

5. 重复这样的练习 4 次，或是根据每个活动中提及的次数来安排练习。

四方形呼吸

在做一些可能带来压力的事情之前，比如在考试之前，四方形呼吸是一种很好的技巧，因为它有助于放松身体，还可以提高你的专注力，帮助你在考场上更好地发挥。这种呼吸技巧可能是最简单、最快速的方法之一，可以让大脑平静下来，让你带着警觉和无压力的心态回到当下。如果可能，使用这种呼吸技巧至少 8 分钟，以达到最优效果。

闭上眼睛，想象一个放松的环境。我最喜欢想象的地方是沙滩和海洋。吸气时，想象海浪轻轻地拍打着沙滩；呼气时，想象海浪轻轻地退去。

1. 找一个舒适的坐姿，双脚稳稳地踏于地面。
2. 花一分钟时间注意你当前的身体状态和呼吸模式。
3. 一旦确定好了位置，将双手放在你的小腹（肚脐下方的区域）上，或者，手掌向上，放在你的大腿上。
4. 慢慢吸气，数到 4（自己数）：吸气，2，3，4。注意你的腹部鼓起来了。

5. 屏住呼吸，数到 4（自己数）：屏住呼吸，2，3，4。

6. 慢慢呼气，数到 4（自己数）：呼气，2，3，4。注意你的腹部瘪下去了。

7. 屏住呼吸，数到 4（自己数）：屏住呼吸，2，3，4。

8. 重复练习至少 4 次。

2 + 4 呼吸

如果你在感冒之后，感觉自己需要快速恢复能量，或者在需要保持清醒时犯困，可以尝试 2 + 4 呼吸。

研究表明，当我们呼气的时间比吸气的时间长时，免疫系统就会启动，我们的身体就会变得更加警觉。当你在家里想要从正念练习中获得一些能量的时候，可以试着做这个练习来帮助你集中注意力。

在使用以上任何一种呼吸技巧时，要保持身体放松。让身体进入放松状态的一种方法是躺在地板上做这个练习。将右手放在心脏上，另一只手放在小腹上（肚脐下方）。看着你的手在呼气时落下，在肺部充满空气时上升。在高压力时期，比如期末考试前一周，可以每天练习 2+4 呼吸，每次 5 分钟。

1. 找一个舒适的坐姿，双脚稳稳地踏于地面。

2. 坐好之后，将双手放在小腹上，或者手掌向上，放在大腿上。

3. 慢慢吸气，数到 2（自己数）：吸气，2。注意你的肚子鼓起来了。

4. 屏住呼吸，数到 2（自己数）：屏住呼吸，2。

5. 慢慢呼气，数到 4（自己数）：呼气，2，3，4。注意你的肚子瘪下去了。

6. 屏住呼吸，数到 2（自己数）：屏住呼吸，2。

7. 重复练习至少 10 次。

目 录

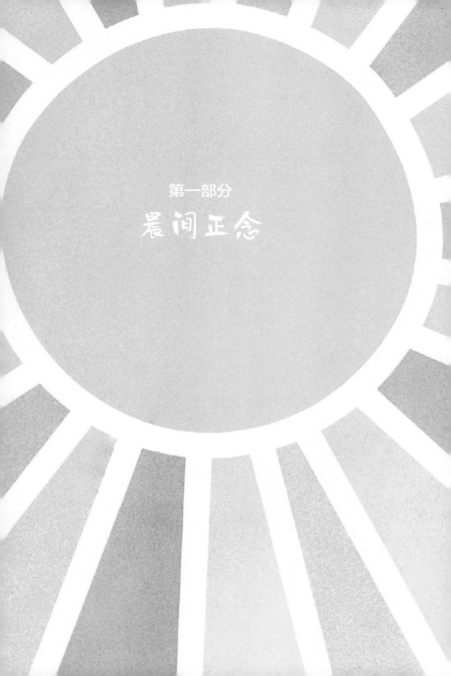

第一部分

晨间正念

你的清晨是如何度过的

当你在早晨醒来时，是否感觉自己像一缕阳光，准备好去照耀所有与你擦肩而过的人？还是说，你会感到疲倦和易怒？早晨醒来之后，你可以花点时间记录下自己的感受，观察一下自己的情绪，不要让它们随意弥漫。你可以先停下来，说一些感恩的话，为迎接新的一天做好准备。把注意力放在你自身的潜能上，你注意到自己已经足够强大，能够应对今天可能将要面对的挑战，也可以坦然接受那些会给你带来满足的时刻。

记住，用自我关怀的语言，而不是自我批评，开始新的一天。例如，如果你睡过头了，不必自责，对自己说一句自我关怀的话，就像这样："哇，我的身体告诉我需要休息，所以我很听话，让自己多睡了一会儿。现在，我需要穿好衣服，投入新的一天。"

在清晨以正念作为开始，可以帮助你厘清思路，更好地迎接新的一天。建议你在接下来的一个月里，每个工作日做一次新的清晨正念练习。

到了月底再评估一下，其中哪四个练习是你最喜欢的练习，它们可以帮助你更好地用非评判的态度度过一天。在接下来的两个月里，把这四个练习作为你的主要练习，每周坚持做其中一个练习。三个月后你会发现，你在清晨会变得更加神清气爽，并且会以更大的热情投入到每一天。现在，让我们开始做练习吧！这些练习可以帮助你顺利开启正念的清晨！

对你来说最重要的是什么

价值表明了你想要成为什么样的人，以及你想过什么样的生活。当你坚持你的价值时，你能够接纳困难，迎接挑战。价值不需要建立在别人的期望之上，你有权选择对你来说重要的价值。花一点时间，思考一下那些对你很重要的价值，允许自己成为你想成为的人，过上自己想要的生活。现在，请花点时间观察你的行为，参与到本书的练习中来。

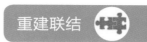

练习 1

超级英雄姿势

阅读时间：2 分钟　完成时间：8 分钟

　　社会心理学家早已发现了高能量姿势（power pose）的概念。他们注意到我们的身体姿势会影响我们对自己的思考和感受。充满能量的姿势和积极的话语，能够帮助你发掘内在能量，明确目标。当你有一个大项目或需要与人进行有难度的对话时，可以做这个练习，让超级英雄姿势帮助你发挥内在力量。

1. 站在镜子前，双脚分开，与肩同宽，双手自然下垂。看着自己的眼睛，做 5 次深呼吸。

2. 对自己大声说："我需要力量、智慧和勇气。"保持这个姿势，站立 1 分钟。看着你自己，相信这些话是真的。

3. 对自己大声说："我找到了力量、智慧和勇气。"保持这个姿势，站立 1 分钟。看着你自己，相信这些话是真的。

4. 对自己大声说："我拥有力量、智慧和勇气。"闭上眼睛，想象自己完成了今天的任务。重复此步骤。

5. 做 5 次深呼吸，结束练习。

深化：每天结束时，在日记中写下你的成就。完成后，注意你表现出的力量、智慧或勇气。

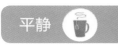

练习 2

蝴蝶拍

阅读时间：3 分钟　完成时间：7 分钟

　　蝴蝶拍练习是一种能够帮助你平复心情、连接内在力量、体验自我关爱的方法。蝴蝶是转变的象征。当你翻开本书时，说明你已经有了改变的意愿。你可以躺在床上、坐在床边或舒服地坐在椅子上做这个练习。

1. 找一个安静、私密的地方，让你的身体处于一个舒适的位置，双臂交叉，大拇指相扣，形成蝴蝶形（如下图所示），将手掌放在胸前，锁骨的正下方。

2. 右手轻轻拍打锁骨，左手做同样的动作。左右手交替拍打，持续 1 分钟。

3. 双手继续放在胸前，做 3 次深呼吸，同时对自己说："愿我快乐、健康、自在。"可以在心中默念，也可以大声说出来。

4. 将以下动作重复 3 次：蝴蝶拍、拥抱和自我对话。

5. 做 3 次深呼吸，结束练习。

深化：你感觉如何？你注意到你的思想是如何转变的了吗？今天你感觉到内心的力量对你的帮助了吗？一个深化练习的好方法是，带着积极的自我肯定做蝴蝶拍练习。当你使用积极自我肯定时，持续追踪你的一天是如何度过的。

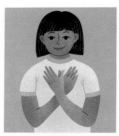

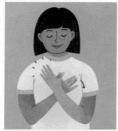

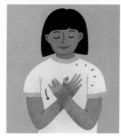

青少年正念

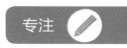

练习3

正念饮食

阅读时间：3分钟　完成时间：7分钟

　　正念饮食是练习正念技能的一种简单易行的方法，毕竟，你每天至少有3次机会可以练习。正念饮食并非只有一种方法，该练习是关于觉察你正在吃的东西，并用心享受当下。排除其他干扰，比如浏览社交媒体、看电视或做家务。相反，花点时间看一看、想一想、闻一闻、尝一尝你的食物。

1. 做3次深呼吸，把食物放在盘子里或碗里，看一看你的食物。

2. 做3次深呼吸，想一想你面前的食物来自哪里——田野、农场或者海洋。

3. 做3次深呼吸，闻一闻食物的香味。

4. 做3次深呼吸，咬一口，注意食物的温度、风味和口感。当你咀嚼的时候，注意食物在嘴里释放出来的感觉。当你吞咽下食物时，注意你的感觉和食物在口中留下的余味。

5. 当你吃完第一口后，放下餐具，做 3 次深呼吸。重复这个练习直到你吃饱为止。

6. 最后再做 3 次深呼吸，结束练习。

深化：正念饮食是最容易养成日常习惯的练习之一。你可以将其拓展到午餐和晚餐时间。在一天结束时，回顾一下：今天你是否觉察到你的专注力有所提高？

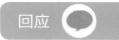

练习 4

变化的情绪

阅读时间：3 分钟　完成时间：7 分钟

　　情绪来自我们的心境、环境和人际关系。我们会给自己的情绪贴上好与坏的标签。一种情绪管理的技巧是先接纳情绪，然后转换情绪。研究表明，即使我们情绪低落，微笑也能帮助我们的身体产生 5 - 羟色胺和多巴胺，这是一种让人快乐的激素。

　　无论出现哪种情绪，都可以通过做这个练习来改变你的情绪，记住这一点很重要，情绪是关于你对某事的感受，你可以通过这样的练习来轻松地掌控情绪。本练习将用到 2 + 4 呼吸（见文前第 6 页）。

1. 闭上眼睛，花点时间留意你的情绪。
2. 在做 2 + 4 呼吸时，注意情绪在身体的哪个部位，将手放在那个部位上。
3. 微笑，对自己默念或大声说："我选择幸福。"重复这句话。
4. 再次做 2 + 4 呼吸，微笑，睁开眼睛。注意你情绪的变化。把这句话重复说 10 次。

深化：如果你喜欢这个练习，可以通过站在镜子前看着你的眼睛来结束它。对自己微笑，想想你拥有选择幸福的能力。看看你是否注意到了自己感受的变化。如果你喜欢，下次可以在镜子前看着自己完成这个练习。

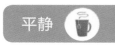

练习 5

平静呼吸

阅读时间：3 分钟　完成时间：7 分钟

你是否可能即将面临压力情境？比如你将要参加一场重要的考试，或者你和一个朋友吵架了，担心在学校碰到他。别担心，这个练习将帮助你通过正念呼吸获得平静，重拾信心。

1. 找一个安静的房间，舒适地坐在椅子上，双脚稳稳地踏于地面，轻轻地把手放在胃部。用计时器设置 7 分钟。如果手边没有计时器，也可以用手机定时。
2. 闭上眼睛，专注于呼吸。慢慢地吸气，直到感觉气息到达腹部。把手轻轻地放在胃部，感觉它的起伏。
3. 做 4、7、8 呼吸（瑜伽呼吸，见文前第 5 页），对自己默念或大声说："我有信心可以过好这一天。"重复 3 次。
4. 闭上眼睛，恢复正常呼吸，直到时间结束。

> 深化：如果你喜欢这个练习，可以重复一次，或者用 10 分钟来练习。如果你发现这个练习对你有挑战，可以考虑使用正念日记来探索一下原因，写一份积极的自我描述，重新塑造你的经验。

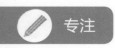 专注

练习 6

关注声音

阅读时间：2分钟　完成时间：8分钟

　　这个练习将教你如何集中注意力，如何利用注意力，以及如何保持注意力。人类具有惊人的专注力，但这并不意味着它是天生的。我们需要去训练注意力，这样才可以让它在你需要时停留在任何你希望它停留的地方。

　　在本练习中，你只需要专注于一件简单的事情：声音。在你的周围，你都听到了什么？如果集中注意力，你可能会发现周围有不同的声音：室内的声音、室外的声音，甚至是你体内的声音，比如心跳、呼吸和胃的咕噜声。在本练习中，我们将学习如何将注意力集中在这些声音上，不再游离。

1. 舒适地坐在椅子上，双脚稳稳地踏于地面，或双腿呈半莲花（盘腿）姿势盘坐在地板上。双手放在膝盖或大腿上。用计时器设置8分钟。

2. 开始练习时，先将注意力集中在你呼吸时发出的声音上，然后注意你周围的其他声音。一种声音出现又消

失，然后下一种声音又出现了，你依次注意它们。

3. 继续只专注于声音。当你的注意力分散时，只需要注意到它，然后轻轻地把注意力放回到所关注的声音上来。继续练习，直到时间结束。

深化：如果你喜欢这个练习，可以尝试同时关注身体感觉和声音。例如，用脚触碰地毯，或用手触摸衣服或其他物体的纹理。注意任何出现在你感知范围内的声音或触觉，直到它消失。

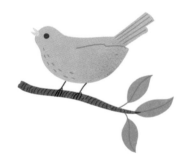

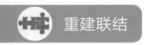

练习 7

猴子时刻

阅读时间：2分钟　完成时间：8分钟

这个练习是管理焦虑的好方法。试着把你内心的焦虑想象成一只可爱的小猴子，它很担心被你甩在后面。你可以试着关注一下这只小猴子，并对它的恐惧表示同情。要明白，你远比猴子有智慧，所以你可以倾听它的担忧，也可以选择你对它的感受。

1. 选择一条你喜欢的小径，或是一个安静的地方，或者在上学的路上散步。用计时器设置8分钟。慢慢前行，感受两只脚一前一后地走着，重心从脚跟移动到脚尖。

2. 走路时，重复这句话："愿我的小猴子安宁。"

3. 当你这么说时，想象小猴子平静下来，躺在你的背上休息。

4. 如果你的注意力不集中，把这句话扩展到困扰你的事情上。例如，如果你妹妹最近一直在打扰你，可以说："愿我妹妹安宁。"

深化：可以在日记中为你焦虑的小猴子画一张画，让它变得可爱，甚至可爱到让人无法抗拒。给你的小猴子取个名字。下次你做这个练习时，可以说："嘿（小猴子的名字），你今天要去散散步了。"也可以用积极的祷语，或者你自己编的句子，比如："愿我善良，愿我得到休息，愿我得到快乐。"

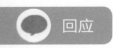

练习 8
联结点

阅读时间：3 分钟　完成时间：7 分钟

　　我们有时很难与自己的情绪深度联结。本书中的练习（比如下面这个练习）就是为了帮助你做到这一点。有时候陷入情绪是非常正常的。这个练习可以帮你学会平静地坐着，与所有情绪共处而不被情绪所淹没。

1. 找一个舒适的姿势冥想，用计时器设置 7 分钟。

2. 以 2 + 4 呼吸开始练习。慢慢地，开始注意你的情绪，即使你可能一开始并不能准确说出是什么情绪。感觉一下它们在你体内什么位置，可能是背部紧绷，或者前额、腹部或胸部在微微地抽动或抖动。

3. 当你注意到自己的身体感觉时，可以说："我感觉……"然后给情绪命名。

4. 每当你大声说出"我感觉…"时，试着给你的身体感觉命名。允许你自己感受它，同时释放消极情绪。

5. 以另一次 2 + 4 呼吸结束练习。将整个练习重复 4 次。

深化：随着你在这个练习中的进步，试着花 10 分钟时间去定位情绪。可以将你身体中的情绪画下来。随着时间的推移，扩展你的情绪词汇，不仅仅是悲伤、疯狂或快乐这样简单的词语。这将帮助你与你的内在感觉保持一致。

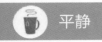

练习9

每日冥想

阅读时间：2分钟　完成时间：8分钟

　　每天做一次冥想练习可以帮助你进入平静的状态。冥想最好的地方是它并不困难，但是可以让人感到愉悦，步骤简单，回报却很大。让你清晨的闹钟作为开始每日冥想的信号吧！

1. 舒服地躺在床上，注意你的床支撑着你的整个身体。将双手放在腹部，注意呼吸时腹部的起伏。

2. 想象一块干净的黑色石板，中间只有一个小白点，关注这个小白点。

3. 在做2+4呼吸时，将你的注意力放回干净的黑色石板上，中间有一个小白点，关注小白点。重复4次。

4. 再做一次2+4呼吸时，将注意力拉回到床上，轻轻摇晃身体，想象你的身体开始变得非常轻。重复4次。

5. 在做另一次2+4呼吸时，将注意力拉回到身体上，想象你的身体在温暖的摇篮中。重复4次。

6. 现在，从100开始慢慢倒数。最后做一次2+4呼吸，结束练习。

深化：如果你在这个练习中有任何不愉快的感觉，可以在你的日记中写下来，然后撕下这一页。做 4 次深呼吸。对自己默念或大声说："我很舒适；我很安宁；我很平静；我很安全。"

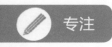 专注

练习 10

目标可视化

阅读时间：3 分钟　完成时间：7 分钟

　　通常情况下，运动员在参加比赛前，教练都会教他们将自己的比赛表现可视化。许多研究表明，积极的情绪和信念都会对结果产生积极影响。你也可以使用可视化的方法，例如，如果你要在学校演讲，想象你站在全班同学面前，你看到同学们都在听你演讲。想象一下，你是如何记住所有要点的，注意你是如何以平静、自信的方式说话的。最后，想象全班同学在演讲结束时为你鼓掌。

1. 用计时器设置 7 分钟，进入一个舒适的状态。

2. 以 2 + 4 呼吸开始练习。想象你在一间漆黑的房间里，四周黑得伸手不见五指。

3. 再做一次 2 + 4 呼吸。想象你已经实现了你的目标，在想象中要明确看到你实现这个目标的每个步骤。

4. 再次想象实现目标的过程，就像在脑海中放电影一样，你看到每一个行动步骤都完成了，并实现了你的目标。注意你完成目标时信心十足的感觉。

5. 最后再做一次 2 + 4 呼吸，结束练习。重复 4 次，然后缓缓睁开眼睛。

深化：如果你喜欢这个练习，可以在晚上再重复一次。最好是能够根据你的进展来选择练习时段。也可以写下你的目标、实现目标的步骤以及你取得的成功。将这些细节可视化并写下来，可以更好地帮助你建立自信，取得成功。

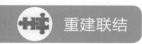

练习 11

四子棋

阅读时间：2分钟　完成时间：8分钟

　　不知道你怎么想，不过"四子棋"是我小时候最喜欢的游戏之一。对大脑来说，"四"似乎是个不错的数字。这就是为什么四方形呼吸可以让人如此平静。这个练习可以帮你与那些你正在回避的感受重建联结，从而帮助你朝向积极的方向前进。

1. 找一间安静的房间，舒适地坐在地板上，用计时器设置8分钟。

2. 把注意力集中在呼吸上。如果你的思绪游离，就让它重新回到呼吸上来。现在，做一轮四方形呼吸。

3. 花点时间去探索你的内在自我。扫描你的大脑，寻找不愉快的想法或情绪。关注这些想法和情绪。再做一轮四方形呼吸。

4. 当你观察到那些不愉快的感受或想法时，注意你的身体感觉。现在，做另一轮四方形呼吸。

5. 想象一下，一条小路两旁开着蓝色的花，路的尽头是灿烂的阳光。再来一轮四方形呼吸。

6. 想象一下，在路的尽头，走进灿烂的阳光，太阳温暖着你的身体。现在，做最后一轮四方形呼吸。

深化：在冥想结束的时候，你能感觉到身体变得温暖和放松了吗？在你的日记中把小路画下来，还有那些花和地上的花瓣，以及你注意到的任何令人不快的情绪。下一次可以点上香薰蜡烛（在安全的地方）或在手腕上涂抹一些薰衣草或绿薄荷精油，花 10 分钟来做冥想。

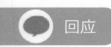
练习 12

聪明的蚱蜢

阅读时间：2 分钟　完成时间：8 分钟

　　花点时间接纳和回应情绪，可以帮助我们更好地度过一天。充满智慧的头脑可以接纳情绪。学会把感受仅仅当成信息，而不是把它们推开，这会让你解脱。记住：没有一种情绪会一直持续。正如最幸福的时刻不会一直持续，伤心或绝望的时刻也会逐渐过去。这就是为什么正念很重要——它能帮助我们保持理智。

1. 找一个安静、可以站立的地方，用计时器设置 8 分钟。

2. 用非优势腿站立。抬起另一条腿，保持膝盖弯曲，站立时，抬起的腿的脚踝靠在站立腿的膝盖上，双手合十放于胸前，保持祈祷的姿势。肩膀和胸部挺直，保持身体挺拔。这是蚱蜢的姿势。

3. 现在，做一次四方形呼吸。对自己默念或大声说："我充满智慧，我接纳所有的情绪，我以智慧做出回应。"

4. 再做一次四方形呼吸。注意任何愉快或不愉快的情绪。把注意力带回到呼吸上来。继续站着不动，直到时间结束。

深化：你能在整个 8 分钟里一直保持这种姿势吗？练习结束时，在你的日记中记录下你是如何处理所有出现的情绪的。你能接纳它们并且知道它们终会过去吗？

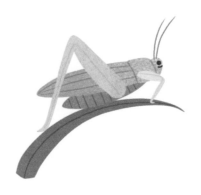

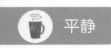

练习 13
清晨洗澡，心情好好

阅读时间：2 分钟　完成时间：8 分钟

这是一个冥想练习，它能很好地与你的日常生活习惯结合起来：通过做这个冥想练习，你能够感受到喜悦和幸福。一次平静的沐浴能为你带来灵感，洗去烦恼。

1. 在清晨沐浴开始时，用计时器设置 8 分钟。步入淋浴中，开始感受温暖的水冲洗着你的身体，想象水冲走了你的焦虑、压力和忧愁。

2. 接下来，注意你身体每一个与水接触的部位。现在，用香皂在毛巾或海绵上抹出泡沫。把海绵或毛巾凑近鼻子，闻一闻香皂的香味。

3. 开始一点一点地擦洗身体。想象一下，你生活中所有的压力、恐惧、愤怒、担忧、后悔或任何其他不愉快的想法或感受，都被泡沫和水洗掉了。现在，冲洗掉所有的泡沫。

4. 做 4 次深呼吸，默念或者大声说："我干净、清新、无忧无虑。我准备好开始新的一天，一心一意。"

深化：你是否觉得精神焕发，已经准备好去迎接新的一天了？下一次，可以在你擦洗身体的时候，想象你正在为它注入活力。随着每一次擦洗，感觉力量和自信正在进入你的身体。创造一句在清晨淋浴时专用的积极的祷语，让自己充满活力，增强自信。花点时间反思一下，冲洗掉担忧或者通过增强自信激发活力，哪一种更能引起你的共鸣？

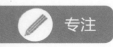 专注

练习 14
专注点

阅读时间：2 分钟　完成时间：8 分钟

专注是一项重要的技能，尤其是在当今这个技术驱动的世界里，分散注意力的事物无处不在。过去，人们还可以心满意足地坐在公园里休息，或者坐在餐厅里聊天，不会时不时就低头刷手机。提高专注力可以让你变得更加自信、积极和善于思考。

1. 如果你愿意，可以舒适地盘腿坐在床上，用计时器设置 8 分钟。把你的注意力聚焦在房间里的一个点上，可以是墙上的一幅画或者是梳妆台上的东西。在集中注意力的同时，开始做 4、7、8 呼吸（瑜伽呼吸）。

2. 双手合十放在胸前，保持类似祈祷的姿势。想象一根细绳从头顶伸出来，让你坐得更高，头向上抬起，肩膀稍微向后拉，挺直胸部。再次把注意力集中到房间里你选择的那个点上。

3. 接下来，再做一次 4、7、8 呼吸（瑜伽呼吸）。对自己默念或大声说："我很专注，我很专注，我很专注。"

4. 把注意力拉回到你选择的那个点上，恢复正常呼吸，
   直到时间结束。如果你发现注意力跑开了，不加评判
   地把注意力拉回到你选择的那个点上。

   深化：你能感受到专注吗？本周，可以尝试多次放下手
   机，每次坚持 10 分钟，把注意力放在你周围的空间上，
   仔细观察，在日记中写下你在本周专注练习中遇到的
   挑战。

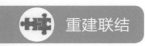
练习 15

微笑迎接每一天

阅读时间：2 分钟　完成时间：8 分钟

我妈妈总是对我说："如果不能事事如意，可以试着微笑面对。"穿上你最喜欢的衣服，你就能发现自己会迅速地感觉好起来。微笑也是如此。科学研究证明，微笑对我们的情绪有影响。当我们微笑的时候，就像是在大脑中开了场派对，我们的大脑制造出让我们感觉良好的多巴胺、内啡肽和 5- 羟色胺，这些激素能让我们进入幸福和快乐的状态。下次当你醒来后感觉不太好时，可以用这个练习来迎接新的一天，给自己带来快乐，点亮心情。

1. 站在浴室的洗手池前，打开温水。用计时器设置 8 分钟。
2. 等待水温升高时，做 2＋4 呼吸。看着镜子里的自己，微笑。
3. 把手放在温水中，注意温水给你的感觉，注视着镜子中的自己，对自己温柔地微笑。把觉知带到你的内在自我上。关掉水。

4. 把温暖的双手放到脸颊上，同时做 2 + 4 呼吸。

5. 将一只温暖的手放在额头上，另一只放在腹部，同时做 2 + 4 呼吸。

6. 对自己默念或大声说："我以快乐迎接新的一天。愿我给别人带来幸福。"

深化：把让另一个人感到快乐作为你今天的目标。当晚回顾一下这个主题，并把它写在你的日记里：是什么让你今天感到快乐？你做了哪些给别人带来快乐的事情？想想你是如何带着致力于给自己和别人带来快乐的意图，开始这一天的？

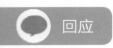

练习 16

快乐之心

阅读时间：2 分钟　完成时间：8 分钟

　　有时候我们很难做到珍惜每时每刻，所以学会在忙乱的一天中专注于愉快的时刻和积极的情绪显得尤为重要。你可以教会你的头脑即使是在乏善可陈的一天也能注意到那些最有意思的时光。当你在当下与自己的内心联结时，不论你这一天将面对什么样的挑战，都能收获更多欢乐、幸福和成就感。

1. 当你站在房间里时，用计时器设置 8 分钟。

2. 以 2 + 4 呼吸开始练习，缓慢穿过房间，驻足欣赏你的收藏品或你喜欢的物品，回想一下这些物品进入你的生活的时刻，注意每件物品给你带来的满足感和喜悦感。

3. 再做一次 2 + 4 呼吸，拿起一件让你感受到快乐的物品，默念或者大声说："谢谢你给我带来的快乐。"

4. 留意并感谢其他物品，直到时间结束。

深化：花点时间反思一下令你愉快的情绪。你觉得快乐吗？把给你带来快乐和幸福的物品写进日记中。如果这件给你带来快乐的物品是别人送的，那就给他写一封感谢信。

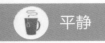 平静

练习 17

最喜欢的东西

阅读时间：2 分钟　完成时间：8 分钟

　　你还记得儿时最喜欢毛绒玩具或者小毯子吗？它们曾给你带来慰藉。我们最喜欢的事物往往会给我们带来平静的感觉。通过这个练习，你可以看到，当我们思绪混乱的时候，简单地列出自己喜欢的东西，就能够让你产生平静的感觉。

1. 在房间里找一个舒适的地方坐下或躺下，用计时器设置 8 分钟。

2. 以 2 + 4 呼吸开始练习。对自己默念或者大声说出你最喜欢的 4 部电影、电视节目、书或者 4 首歌。

3. 再做一次 2 + 4 呼吸。对自己默念或者大声说出你最喜欢的 4 种动物。

4. 再做一次 2 + 4 呼吸。对自己默念或者大声说出你最喜欢的 4 种颜色。

5. 再做一次 2 + 4 呼吸。对自己默念或者大声说出你最喜欢的 4 段记忆。

6. 最后做一次 2 + 4 呼吸。让呼吸恢复正常，直到时间结束。

> 深化：完成练习之后，花点时间写日记。尽可能多地写下每件你喜欢的东西的细节。在家里做一个展示你喜欢的物品的展示板。在你感到焦虑的时候，坐下来看看展示板，深呼吸，直到你感到平静和安宁。

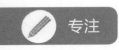专注

练习 18

念珠

阅读时间：2 分钟　完成时间：8 分钟

你是否曾经在醒来之后感到很茫然，难以将注意力集中在要做的事情上？这个练习将帮助你集中注意力，与当下建立联结，充满活力。做这个练习之前，你需要准备一串念珠。在本练习中，你将用到火焰呼吸法。这个呼吸练习在呼吸部分没有介绍，是一个全新的呼吸方法，可能需要一段时间练习。不用担心，你正在学习另一种能给你带来正念的技巧。

1. 用舒适的半莲花坐姿（盘腿）坐在地板上。

2. 将念珠举到你眼前，用右手拇指和食指捏住。在拇指和食指之间快速拨动珠子。腹部放松，嘴唇闭合。

3. 用鼻子快速地吸一口气，然后用鼻子快速地呼出来。如此快速呼吸 10 次。肚脐随着呼吸快速起伏。

4. 将念珠放在两手之间，举到眼睛的高度。将念珠在手掌中快速地来回滚动。腹部放松，保持嘴唇闭合，重复第三步中的呼吸方法。

5. 将念珠举到眼睛的高度，用右手拇指和食指捏住。在拇指和食指之间快速拨动珠子。腹部放松，保持嘴唇闭合。重复第三步中的呼吸方法。

6. 放慢呼吸。用拇指和食指拨动一个珠子时吸气，用拇指和食指缓慢地拨动另一个珠子时呼气。换言之，一边拨动珠子，一边呼吸。

深化：去室外进行练习，并注意大自然对你有何影响。当你在大自然中练习时，你的专注力是减弱了还是增强了？

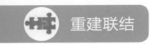

练习 19

直觉

阅读时间：3 分钟　完成时间：7 分钟

我们的大脑通过将情绪与逻辑思维、批判性思维结合，最终做出决策。我们需要学会判断什么时候应该相信直觉，什么时候不应该。就好像我们在开车时候跟着导航走一样，这样我们才能保持一直在正确的道路上前行。这个练习能够帮助我们更好地理解和感受直觉。

1. 用计时器设置 7 分钟。躺在床上，全身放松。

2. 以 4、7、8 呼吸开始练习。回想一件最近遇到的你比较抗拒或想拖延的事情。进入当时的情境，注意身体中出现的任何感觉。注意你身体中是否有一个地方感受到"拒绝"。注意所有可以代表你的身体感觉的颜色、纹理、词语。

3. 继续留在这种体验中，再做一次 4、7、8 呼吸。现在释放你的消极感受，把它想象成一堵黑色的墙。回想一下上次你答应并按时完成任务的经历。进入当时的情境，注意体

内产生的任何感觉。注意所有可以代表你的身体感觉的
颜色、纹理或词语。

4. 点头4次，接纳、承认你身体部位出现的这种感觉。
继续留在这种体验中，再做一次4、7、8呼吸。注意
你的身体是如何为你提供如此多信息和洞察的。双手
合十放在胸前，再次点头，对你的身体表示感谢。

5. 恢复正常呼吸，直到时间结束。

深化：在日记中写下你注意到的情绪，以及它们带给你
的身体感觉。与他人谈论你的直觉，也让他们分享自己
的感受。随着时间的推移，不管你的直觉是否灵验，都
在你的日记中记录下来。评估你与"直觉"的关系以及
"直觉"告诉了你什么。

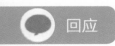

练习 20

捕鱼游戏

阅读时间：2 分钟　完成时间：8 分钟

你有没有玩过捕鱼游戏，把鱼抓住又放回去？你也可以采用类似的方法来处理令人不快的感受。先体验并承认这种令人不快或不舒服的感受，然后再释放情绪，能够帮助你更好地接纳和调整情绪，而不去回避情绪。可以使用首字母缩略词 FISH（find, identify, summon, hold）来帮助你识别和释放令人不快的情绪。

1. 用计时器设置 8 分钟，舒适地躺在床上，双手轻轻地放在肚脐上。

2. 以 2 + 4 呼吸开始练习。

3. F：发现（find）令人不快或不舒服的感受。

4. I：识别（identify）你的哪个身体部位感觉不舒服。

5. S：回顾（summon）和这种感觉有关的经历。你昨晚和父母吵架了吗？你姐姐或者哥哥很粗暴地把你吵醒了？今天你有什么担心的事儿吗？

6. H：让这种感觉在你的身体中保持（hold）一会儿。

现在，想象把这种感觉扔回河里，然后看着它游走。

7. 再做一次 2 + 4 呼吸，花点时间吸入缓慢流淌的河水的平静。

8. 再做一次 2 + 4 呼吸，直到时间结束。

深化：如果你正陷入更深的痛苦情绪，花点时间在日记中写下这些问题：你在默默忍受什么？你可以找哪两个人来倾诉并获得支持和理解？你觉得你正在忍受哪些不公平的待遇？你今天能采取什么行动来应对这种不公平？对自己默念或大声说 4 次："我不会让自己困在痛苦之中。"

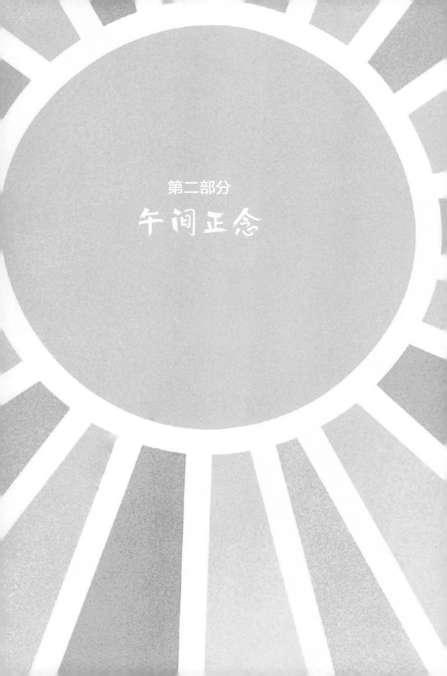

第二部分

午间正念

你的白天是如何度过的

我们从正念中获益良多。通过磁共振成像（MRI），哈佛大学的研究人员发现，正念提高了个体的整体心理健康水平。更重要的是，他们发现冥想和正念对大脑内的电活动的影响极大，从而产生一种镇静的效果。每天冥想或使用正念技能的被试报告说，他们整体的紧张、焦虑和易怒程度都有所减轻。

花点时间评估一下你的一天过得怎么样。随着时间的推移，有不舒服的感觉是很自然的。你可以使用接下来的练习来激活自己。即使是在你最忙碌的时候，它们也会帮助你振奋起来并保持专注。

你想改变什么

你可以选择改变你的内在感受和外在环境。选择你想要过的生活，并致力于培养正念的习惯。学会对令人不快的想法和感受做出回应——仅仅是认可它们的存在。学会更经常地识别令人愉快的想法和感受。当你能够以不同的方式对负面想法和感受做出回应时，你会发现它们对你的控制也会越来越少。

　　以下练习将帮助你理解正念是一种选择，一种让你能够自主去感受的选择。你可以选择承认你的所有感受，也可以选择它们影响你的方式。

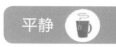

练习 21

PETS

阅读时间：2分钟　完成时间：8分钟

宠物给我们带来快乐和幸福，帮助我们在高压时刻保持放松。在学校里，当你感到异常紧张或不知所措时，可以尝试做 PETS（push, emotions, thoughts, sensations）练习。聪明的大脑会发展出一些技能，帮助我们把注意力从令人不快的想法或感受上转移开来。这个练习可以帮助你进入平静的状态。

1. 在休息或午餐期间，用计时器设置8分钟，在校园里或休息区散步。

2. 以 2 + 4 呼吸开始练习。

3. P：与问题拉开（push away）距离。想象你可以把那个令人担忧的想法锁在柜子里。关上门，暂时把问题锁起来。当然，你可以先做出一个判断。如果你的问题或者你担忧的事情不能在此刻得到解决，那么现在想太多只是在白白消耗你的精力。如果可以得到解决，那就对自己默念或者大声说："迟一点或者明天，这个问题就能得到解决。"

4. E：情绪（emotion）会受到行为的影响。花点时间调整一下你正在做的事情（你的行动），就可以改变你的感受和心情。

5. T：想法（thought）很重要。把想法集中在积极的事情上可以缓解抑郁或焦虑情绪。想一想这个周末你期待的事情，可以帮你缓解压力。

6. S：身体感觉（sensation）可以让你的注意力远离令人不快的想法或念头。吃一块糖果，嚼一片口香糖，或闻一下宜人的气味。

7. 再次提醒自己：你的担忧已经被锁在柜子里了，而且会被锁一整天。

8. 以 2＋4 呼吸结束练习。注意：你的想法和感受已经恢复平静了。

深化：今天回家的时候再做一次这个练习。把担忧和压力塞进一个想象中的盒子里，带回家，这样它们就不会影响你了。回家后把盒子放在架子上。这个练习最好的地方是：你可以把盒子放在架子上，或者当你在正念练习中取得进展时，还可以打开盒子，去处理里面的问题。

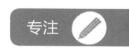

练习 22

观物

阅读时间：3 分钟　完成时间：7 分钟

　　你有没有发现自己有时候会迷失在头脑中的想法里？一种可以帮助我们提高专注力的方法是利用物品进行冥想。物品冥想会引导你的心智去注意这个物品的细节。学习这项技能有助于提高专注于当下的能力。在本练习中，你可以使用周围任何物品。一般来说，是那些你能够轻松找到的东西，它们具有不同的质地和特征。

1. 找一个安静的地方，用计时器设置 7 分钟。做一次四方形呼吸，花一点时间将注意力集中在你选择的物品上。
2. 花点时间仔细观察物品的特征。
3. 注意这个物品是光滑的还是粗糙的？它有隆起的纹路或凹痕吗？是硬的还是软的？留意一下灯光照在这个物品上的亮度或者光影。它是实心的还是透明的？
4. 再做一次四方形呼吸，让你的注意力回到呼吸上。重复 3 次，或直到时间结束。

深化：你是否会感到有些惊讶，我们竟然可以观察到这么多细节？如果你周围没有可用的物品，也可以在头脑中通过想象进行练习。例如，想象站在山顶上看夜空，你注意到星星和月亮看起来是多么明亮，而城市的光污染使它们变得暗淡。想象月亮和星星发出的光亮。当你想象夜空时，注意那种宁静、平和的感觉。想一想每颗星星周围的黑暗空间。

　　　　　　　青少年正念

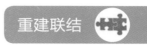

练习 23

拥抱情绪

阅读时间：3 分钟　完成时间：7 分钟

　　情绪不能简单地被分成好的或坏的。它们存在于一个广泛的谱系中。当你忽略、抵触或回避你认为"坏的"情绪时，你也否定了自己的一部分。当你花点时间看看所谓"坏的"情绪时，你会发现它们其实并不坏。从某种意义上说，你学会了对自己的负性情绪表示同情，并认识到它们只是帮助你理解世界的线索。在这个练习中，你可以花一些时间来联结一下那些你可能会抵触的情绪。

1. 用计时器设置 7 分钟，找一个安静的地方坐下，双脚稳稳地踏于地面。闭上眼睛，开始四方形呼吸。

2. 回想一下你今天遇到的令人不快的情绪，可能是焦虑、担忧、担心或悲伤。在你下一次吸气时，想象你在拥抱这些令人不快的情绪，想象你像吸尘器一样，把它们吸进去。

3. 继续呼吸练习，意识到这个星球上的每个人都曾有过这种令人不快的情绪。让你吸入这种情绪的目的是承认它们，并将它们带离你当下的空间。想象一下，通过吸入这种情绪，你正在帮助这个世界和你的生活变得更加自由，不再急着对那种令人不快的情绪做出回应。

4. 现在，呼气，想象你正在呼出令人愉快的情绪，比如喜悦、幸福、平和、善良或解脱。想象你周围的空间充满了这些令人愉快的情绪，就像一朵温暖的粉色云彩。

5. 重复4次四方形呼吸，同时在你的空间中，吸入令人不快的情绪，呼出令人愉快的情绪。

深化：花一点时间，留意一下你的观察内容。如果你发现你的胸腔变得紧绷，可以想象你的肺和心脏在渐渐扩大，能够容纳所有负性情绪。它就像一家托儿所——一个专门容纳负性情绪并让它们体验爱与善良的场所。现在，你是否更能够接纳负性情绪了？画一幅画，可以先画出令人不快的情绪，然后加上一些代表善良和慈悲的元素，同时让你周围令人愉悦的情绪慢慢增加。你的画可以是只有颜色的抽象画。

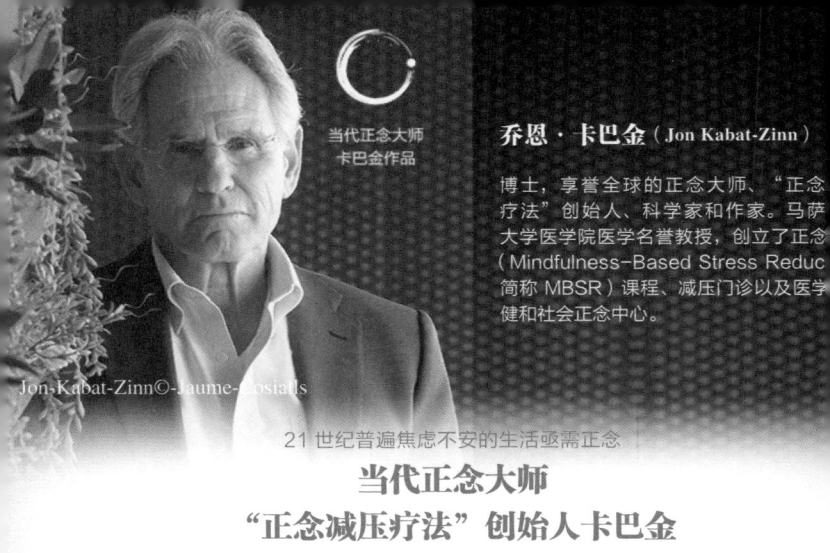

当代正念大师
卡巴金作品

乔恩·卡巴金（Jon Kabat-Zinn）

博士，享誉全球的正念大师、"正念疗法"创始人、科学家和作家。马萨大学医学院医学名誉教授，创立了正念（Mindfulness-Based Stress Reduc简称 MBSR）课程、减压门诊以及医学健和社会正念中心。

Jon Kabat-Zinn© Jaume Cosials

21 世纪普遍焦虑不安的生活亟需正念

当代正念大师
"正念减压疗法"创始人卡巴金
带领你入门和练习正念——

安顿焦虑、混沌和不安的内心的解药
更好地了解自己，看清我们如何制造了生活中的痛苦
修身养性并心怀天下

—— 卡巴金老师的来信 ——

Dear Mark:

Thank you for the beautiful notes that you included in the package of books (vol 1 and 4) that you send to me recently. I am very happy to hold them in my hands and enjoy the elegance of the design of both the book covers and the interiors. They strike me as extremely inviting to the reader. Thank you.

Your notes did not include an email address, but Hui Qi Tong, copied here, kindly gave it to me, as I wanted to thank you personally for your kindness and all the great effort that went into producing them.

Thank you as well for the lovely poem of Hui Tai that you gifted to me. I actually included the last two lines of it in Wherever You Go, There You Are, which you also published, of course. I love that poem. It says it all. And I appreciate your translation every bit as much as the one I used.

Hui Qi also gave me a copy of the CMF edition of Everyday Blessings. My wife, Myla, and I were so happy to see it, and how beautifully designed it is as well. And very happy to see that you kept the dandelion imagery. I hope it proves inviting and helpful for parenting in China.

I am very touched to learn that in the process of editing these books, you have taken up your own mindfulness practice in the service of waking up to the actuality of this present moment. I am deeply touched to know that too, because that is the whole purpose of my writings and my work in the world. As you say, "This moment's already good enough." And I would add, "for now."

With a deep bow and warm best wishes, and much gratitude.

Jon

亲爱的马克：

非常感谢你最近寄给我的中文念四部曲（《正念地活》《觉醒念疗愈的力量》《正念之道》）以附上的优美留言。手捧这些书，我慰，不仅为封面和内页的典雅设计更因为它们对读者散发出的极大吸心怀感激。

虽然你的留言中未附电子邮件

但童慧琦细心地向我提供了你的联系方式，使我能亲自向你表达谢意，感谢你和你的团队在这些图书的制作过程出的巨大努力和无私的善意。

感谢你赠予我的无门慧开禅师的诗作。其实，我在《正念：此刻是一枝花》一书中引用了这首诗的最后两句本书也是由贵社出版的。我深爱诗中的意蕴，它已然道尽一切。我对你的翻译倍感珍惜，丝毫不逊色于我所使用的。

慧琦还赠送了一本贵社出版的《正念父母心：养育孩子，养育自己》。我和我的妻子梅拉看到这本书的精美心中充满了喜悦，更为你保留了蒲公英意象而感动。我希望这本能在育儿方面发挥鼓舞和帮助的作用。

听闻你在编辑这些图书的过程中，也开始了自己的正念练习，以此唤醒当下真实的存在，我深感触动。因为我在这个世界上写作和工作的全部目的。正如你所说，"此刻，已经足够美好"（this moment is already good enou我想我会补充一句，"正是当下的圆满"（for now）。

再次致以深深的敬意、祝福与我的感激。

乔恩·

创伤疗愈 & 哀伤治疗

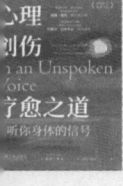

心理创伤疗愈之道
倾听你身体的信号

[美] 彼得·莱文 著

庄晓丹 常邵辰 译

有心理创伤的人必须学会觉察自己身体的感觉，才能安全地倾听自己。美国躯体性心理治疗协会终身成就奖得主、体感疗愈创始人集大成之作

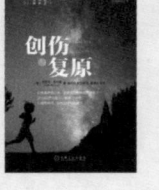

创伤与复原

[美] 朱迪思·赫尔曼 著

施宏达 陈文琪 译
[美] 童慧琦 审校

- 美国著名心理创伤专家朱迪思·赫尔曼开创性作品
- 自弗洛伊德的作品以来，又一重要的精神医学著作
- 心理咨询师、创伤治疗师必读书

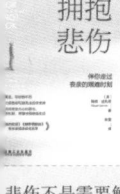

拥抱悲伤
伴你走过丧亲的艰难时刻

[美] 梅根·迪瓦恩 著

张雯 译

悲伤不是需要解决的问题，而是一段经历
与悲伤和解，处理好内心的悲伤，开始与悲伤
共处的生活

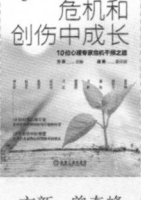

危机和创伤中成长
10位心理专家危机干预之道

方新 主编　高隽 副主编

- 方新、曾奇峰、徐凯文、童俊、樊富珉、马弘、杨凤池、张海音、赵旭东、刘天君10位心理专家亲述危机干预和创伤疗愈的故事

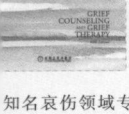

哀伤咨询与哀伤治疗
（原书第5版）

[美] J. 威廉·沃登 著

王建平 唐苏勤 等译

知名哀伤领域专家威廉·沃登力作，哀伤咨询领域的重要参考用书

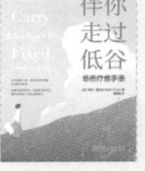

伴你走过低谷
悲伤疗愈手册

[美] 梅根·迪瓦恩 著

唐晓璐 译

- 本书为你提供一个"悲伤避难所"，以心理学为基础，用书写、涂鸦、情绪地图、健康提示等工具，让你以自己的方式探索悲伤，给内心更多空间去疗愈

为什么我们总是在防御

[美] 约瑟夫·布尔戈 著

姜帆 译

- 真正的勇士敢于卸下盔甲，直视内心
- 10 种心理防御的知识带你深入潜意识，成就更强大的自己
- 曾奇峰、樊登联袂推荐

你的感觉我能懂
用共情的力量理解他人，疗愈自己

[美] 海伦·里斯
莉斯·内伯伦特 著

何伟 译

- 一本运用共情改变关系的革命性指南，共情是每个人都需要培养的高级人际关系技能
- 开创性的 E.M.P.A.T.H.Y. 七要素共情法，助你获得平和与爱的力量，理解他人，疗愈自己
- 浙江大学营销学系主任周欣悦、北师大心理学教授韩卓、管理心理学教授钱婧、心理咨询师史秀雄倾情推荐

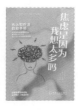

焦虑是因为我想太多吗
元认知疗法自助手册

[丹] 皮亚·卡列森 著

王倩倩 译

- 英国国民健康服务体系推荐的治疗方法高达 90% 的焦虑症治愈率

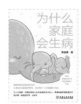

为什么家庭会生病

陈发展 著

- 知名家庭治疗师陈发展博士作品
- 厘清家庭成员间的关系，让家成为温暖的港湾成为每个人的能量补充站

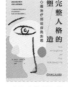

完整人格的塑造
心理治疗师谈自我实现

丘吉尔的黑狗
抑郁症以及人类深层心理现象的分析

拥抱你的焦虑情绪
放下与焦虑和恐惧的斗争，重获生活的自由
（原书第 2 版）

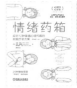

情绪药箱
应对 12 种普通心理问题的自我疗愈方案
（原书第 5 版）

空洞的心
成瘾的真相与疗愈

身体会替你说
内心隐藏的压力如何损害健康

当代正念大师卡巴金正念书系
童慧琦博士领衔翻译

卡巴金正念四部曲

正念地活
拥抱当下的力量

[美] 童慧琦 译
顾洁

正念是什么？我们为什么需要正念？

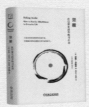

觉醒
在日常生活中练习正念

孙舒放 李瑞鹏 译

细致探索如何在生活中系统地培育正念

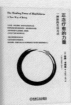

正念疗愈的力量
一种新的生活方式

朱科铭 王佳 译

正念本身具有的疗愈、启发和转化的力量

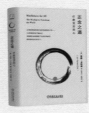

正念之道
疗愈受苦的心

张戈卉 汪苏苏 译

如何实现正念、修身养性并心怀天下

卡巴金其他作品

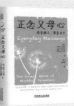

正念父母心
养育孩子，养育自己

[美] 童慧琦 译

卡巴金夫妇合著，一本真正同时关照孩子和父母的成长书

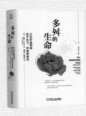

多舛的生命
正念疗愈帮你抚平压力、疼痛和创伤（原书第2版）

[美] 童慧琦 译
高旭滨

"正念减压疗法"百科全书和案头工具书

王俊兰老师翻译

穿越抑郁的正念之道

[美] 童慧琦 译
张娜

正念在抑郁等情绪管理、心理治疗领域的有效应用

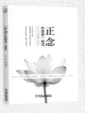

正念
此刻是一枝花

王俊兰 译

卡巴金博士给每个人的正念入门书

硅谷超级家长课
教出硅谷三女杰的 TRICK 教养法

[美] 埃丝特·沃西基 著

姜帆 译

- 教出硅谷三女杰，马斯克母亲、乔布斯妻子都推荐的 TRICK 教养法
- "硅谷教母"沃西基首次写给大众读者的育儿书

儿童心理创伤的预防与疗愈

[美] 彼得·A.莱文　著
　　玛吉·克莱恩

杨磊 李婧煜 译

- 心理创伤治疗大师、体感疗愈创始人彼得·A.莱文代表作
- 儿童心理创伤疗愈经典，借助案例、诗歌、插图、练习，指导成年人成为高效"创可贴"，尽快处理创伤事件的残余影响

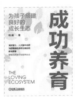

成功养育
为孩子搭建良好的成长生态

和渊 著

- 来自清华博士、人大附中名师的家庭教育指南，帮你一次性解决所有的教养问题
- 为你揭秘人大附中优秀学生背后的家长群像，解锁优秀孩子的培养秘诀

正念亲子游戏
让孩子更专注、更聪明、更友善的 60 个游戏

[美] 苏珊·凯瑟·葛凌兰 著

周玥 朱莉 译

- 源于美国经典正念教育项目
- 60 个简单、有趣的亲子游戏帮助孩子们提高 6 种核心能力
- 建议书和卡片配套使用

| 延伸阅读 |

儿童发展心理学
费尔德曼带你开启孩子
的成长之旅
（原书第 8 版）

正念父母心
养育孩子，养育自己

高质量陪伴
如何培养孩子的安全
型依恋

爱的脚手架
培养情绪健康、
勇敢独立的孩子

欢迎来到青春期
9~18 岁孩子正向教养
指南

聪明却孤单的孩
利用"执行功能训
提升孩子的社交

情感操纵
摆脱他人的隐性控制，找回自信与边界

[美] 斯蒂芬妮·莫尔顿·萨尔基斯 著

顾艳艳 译

- 情感操纵，又称为煤气灯操纵，也称为PUA。通常，操纵者会通过撒谎、隐瞒、挑拨、贬低、否认错误、转嫁责任等伎俩来扭曲你对现实的认知，实现情感操纵意图
- 情感操纵领域专家教你识别和应对恋爱、家庭、工作、友谊中令人窒息的情感操纵，找回自我，重拾自信

清醒地活
超越自我的生命之旅

[美] 迈克尔·辛格 著

汪幼枫 陈舒 译

- 樊登推荐！改变全球万千读者的心灵成长经典。冥想大师迈克尔·辛格从崭新的视角带你探索内心，为你正经历的纠结、痛苦找到良药

静观自我关怀
勇敢爱自己的51项练习

[美] 克里斯汀·内夫 著
克里斯托弗·杰默

姜帆 译

- 静观自我关怀创始人集大成之作，风靡40余个国家。爱自己，是终身自由的开始。51项练习简单易用、科学有效，一天一项小练习，一天比一天爱自己

不被父母控制的人生
如何建立边界感，重获情感独立

[美] 琳赛·吉布森 著

姜帆 译

- 让你的孩子拥有一个自己说了算的人生，不做不成熟的父母
- 走出父母的情感包围圈，建立边界感，重获情感独立

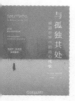

与孤独共处
喧嚣世界中的内心成长

[英] 安东尼·斯托尔 著

关凤霞 译

- 英国精神科医生、作家，英国皇家内科医师学院院士、英国皇家精神科医学院院士、英国皇家文学学会院士、牛津大学格林学院名誉院士安东尼·斯托尔经典著作
- 周国平、张海音倾情推荐

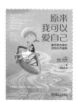

原来我可以爱自己
童年受伤者的自我关怀指南

[美] 琳赛·吉布森 著

戴思琪 译

- 你要像关心你所爱的人那样，好好关怀自己
- 研究情感不成熟父母的专家陪你走上自我探索之旅，让你学会相信自己，建立更健康的人际关系，从容面对生活中的压力和挑战

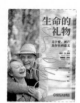

生命的礼物
关于爱、死亡及存在的意义

[美] 欧文·D. 亚隆 著
玛丽莲·亚隆

[美] 童慧琦 译
丁安睿 秦华

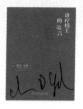

诊疗椅上的谎言

[美] 欧文·D. 亚隆 著

鲁宓 译

- 生命与生命的相遇是一份礼物。心理学大师欧文·亚隆、女性主义学者玛丽莲·亚隆夫妇在生命终点的心灵对话，揭示生命、死亡、爱与存在的意义
- 一本让我们看见生命与爱、存在与死亡终极意义的人生之书

- 亚隆流传最广的经典长篇心理小说。人都是天使和魔鬼的结合体，当来访者满怀谎言走向诊疗椅，结局，将大大出乎每个人的意料

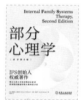

部分心理学
（原书第2版）

[美] 理查德·C. 施瓦茨 著
玛丽·斯威齐

张梦洁 译

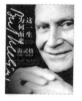

这一生为何而来
海灵格自传·访谈录

[德] 伯特·海灵格 著
嘉碧丽·谭·荷佛

黄应东 乐竞文 译
张瑶瑶 审校

- IFS 创始人权威著作
- 《头脑特工队》理论原型
- 揭示人类不可思议的内心世界
- 发掘我们脆弱但惊人的内在力量

- 家庭系统排列治疗大师海灵格生前亲自授权传记，全面了解海灵格本人和其思想的必读著作

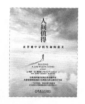

人间值得
在苦难中寻找生命的意义

[美] 玛莎·M. 莱恩汉 著

邓竹箐 译
[美] 薛燕峰 邬海皓

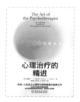

心理治疗的精进

[美] 詹姆斯·F.T. 布根塔尔 著

吴张彰 李昀烨 译
杨立华 审校

- 与弗洛伊德齐名的女性心理学家、辩证行为疗法创始人玛莎·M. 莱恩汉的自传故事
- 这是一个关于信念、坚持和勇气的故事，是正在经受心理健康挑战的人的希望之书

- 存在－人本主义心理学大师布根塔尔经典之作
- 近 50 年心理治疗经验倾囊相授，帮助心理治疗师拓展自己的能力、实现技术上的精进，引领来访者解决生活中的难题

达成目标的 16 项刻意练习

[美] 安吉拉·伍德 著

杨宁 译

- 基于动机访谈这种方法，精心设计 16 项实用练习，帮你全面考虑自己的目标，做出坚定的、可持续的改变
- 刻意练习·自我成长书系专属小程序，给你提供打卡记录练习过程和与同伴交流的线上空间

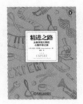

精进之路

从新手到大师的心智升级之旅

[英] 罗杰·尼伯恩 著

姜帆 译

- 你是否渴望在所选领域里成为专家？如何从学徒走向熟手，再成为大师？基于前沿科学研究与个人生活经验，本书为你揭晓了专家的成长之道，众多成为专家的通关窍门，一览无余

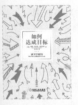

如何达成目标

[美] 海蒂·格兰特·霍尔沃森 著

王正林 译

- 社会心理学家海蒂·格兰特·霍尔沃森力作
- 精选数百个国际心理学研究案例，手把手教你克服拖延，提升自制力，高效达成目标

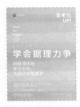

学会据理力争

自信得体地表达主张，为自己争取更多

[英] 乔纳森·赫林 著

戴思琪 译

- 当我们身处充满压力焦虑、委屈自己、紧张的人际关系之中，甚至自己的合法权益受到蔑视和侵犯时，在"战或逃"之间，我们有一种更为积极和明智的选择——据理力争

| 延伸阅读 |

术写作原来是这样
言、逻辑和结构的
面提升（珍藏版）

学会如何学习

科学学习
斯坦福黄金学习法则

刻意专注
分心时代如何找回高效的喜悦

直抵人心的写作
精准表达自我，深度影响他人

有毒的逻辑
为何有说服力的话反而不可信

跨越式成长
思维转换重塑你的工作和生活

[美] 芭芭拉·奥克利 著

汪幼枫 译

* 芭芭拉·奥克利博士走遍全球进行跨学科研究，提出了重启人生的关键性工具"思维转换"。面对不确定性，无论你的年龄或背景如何，你都可以通过学习为自己带来变化

大脑幸福密码
脑科学新知带给我们平静、自信、满足

[美] 里克·汉森 著

杨宁 等译

* 里克·汉森博士融合脑神经科学、积极心理学跨界研究表明：你所关注的东西是大脑的塑造者。你持续让思维驻留于积极的事件和体验，就会塑造积极乐观的大脑

深度关系
从建立信任到彼此成就

[美] 大卫·布拉德福德
卡罗尔·罗宾 著

姜帆 译

* 本书内容源自斯坦福商学院 50 余年超高人气的经典课程"人际互动"，本书由该课程创始人和继任课程负责人精心改编，历时 4 年，首次成书
* 彭凯平、刘东华、瑞·达利欧、海蓝博士、何峰、顾及联袂推荐

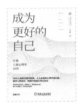

成为更好的自己
许燕人格心理学 30 讲

许燕 著

* 北京师范大学心理学部许燕教授，30 多年"人格心理学"教学和研究经验的总结和提炼。了解自我，理解他人，塑造健康的人格，展示人格的力量，获得最佳成就，创造美好未来

| 延伸阅读 |

自尊的六大支柱

习惯心理学
如何实现持久的积极
改变

学会沟通
全面沟通技能手册
（原书第 4 版）

掌控边界
如何真实地表达自己
的需求和底线

深度转变
让改变真正发生的 7
种语言

逻辑学的语言
看穿本质、明辨是非
的逻辑思维指南

红书

[瑞士] 荣格 原著
[英] 索努·沙姆达萨尼 编译
周党伟 译

- 心理学大师荣格核心之作，国内首次授权

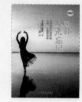

身体从未忘记
心理创伤疗愈中的大脑、心智和身体

[美] 巴塞尔·范德考克 著
李智 译

- 现代心理创伤治疗大师巴塞尔·范德考克"圣经"式著作

打开积极心理学之门

[美] 克里斯托弗·彼得森 著
侯玉波 王非 等译

- 积极心理学创始人之一克里斯托弗·彼得森代表作

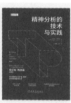

精神分析的技术与实践

[美] 拉尔夫·格林森 著
朱晓刚 李鸣 译

- 精神分析临床治疗大师拉尔夫·格林森代表作，精神分析治疗技术经典

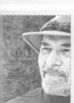

成为我自己
欧文·亚隆回忆录

[美] 欧文·D. 亚隆 著
杨立华 郑世彦 译

- 存在主义治疗代表人物欧文·D. 亚隆用一生讲述如何成为自己

当尼采哭泣

[美] 欧文·D. 亚隆 著
侯维之 译

- 欧文·D. 亚隆经典心理小说

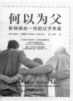

何以为父
影响彼此一生的父子关系

[美] 迈克尔·J. 戴蒙德 著
孙平 译

- 美国杰出精神分析师迈克尔·J. 戴蒙德超 30 年父子关系研究总结
- 真实而有爱的父子联结赋予彼此超越生命的力量

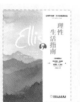

理性生活指南
（原书第 3 版）

[美] 阿尔伯特·埃利斯 著
罗伯特·A. 哈珀
刘清山 译

- 理性情绪行为疗法之父埃利斯代表作

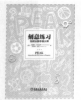

刻意练习
如何从新手到大师

[美] 安德斯·艾利克森 著
罗伯特·普尔

王正林 译

- 成为任何领域杰出人物的黄金法则

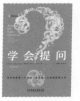

学会提问
（原书第 12 版）

[美] 尼尔·布朗 著
斯图尔特·基利

许蔚翰 吴礼敬 译

- 批判性思维领域"圣经"

内在动机
自主掌控人生的力量

[美] 爱德华·L. 德西 著
理查德·弗拉斯特

王正林 译

- 如何才能永远带着乐趣和好奇心学习、工作和生活？你是否常在父母期望、社会压力和自己真正喜欢的生活之间挣扎？自我决定论创始人德西带你颠覆传统激励方式，活出真正自我

聪明却混乱的孩子
利用"执行技能训练"提升孩子学习力和专注力

[美] 佩格·道森 著
理查德·奎尔

王正林 译

- 为 4~13 岁孩子量身定制的"执行技能训练"计划，全面提升孩子的学习力和专注力

自驱型成长
如何科学有效地培养孩子的自律

[美] 威廉·斯蒂克斯鲁德 著
奈德·约翰逊

叶壮 译

- 当代父母必备的科学教养参考书

父母的语言
3000 万词汇塑造更强大的学习型大脑

达娜·萨斯金德
[美] 贝丝·萨斯金德 著
莱斯利·勒万特-萨斯金德

任忆 译

- 父母的语言是最好的教育资源

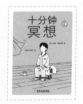

十分钟冥想

[英] 安迪·普迪科姆 著
王俊兰 王彦又 译

- 比尔·盖茨的冥想入门书

批判性思维
（原书第 12 版）

[美] 布鲁克·诺埃尔·摩尔 著
理查德·帕克

朱素梅 译

- 备受全球大学生欢迎的思维训练教科书，已更新至 12 版，教你如何正确思考与决策，避开"21 种思维谬误"，语言通俗、生动，批判性思维领域经典之作

拥抱你的抑郁情绪
自我疗愈的九大正念技巧
（原书第 2 版）

[美] 柯克·D.斯特罗萨尔
帕特里夏·J.罗宾逊 著

徐守森 宗焱 祝卓宏 等译

- 你正与抑郁情绪做斗争吗？本书从接纳承诺疗法（ACT）、正念、自我关怀、积极心理学、神经科学视角重新解读抑郁，帮助你创造积极新生活。美国行为和认知疗法协会推荐图书

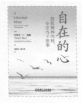

自在的心
摆脱精神内耗，专注当下要事

[美] 史蒂文·C.海斯 著

陈四光 祝卓宏 译

- 20世纪末世界上最有影响力的心理学家之一、接纳承诺疗法（ACT）创始人史蒂文·C.海斯用 11 年心血铸就的里程碑式著作
- 在这本凝结海斯 40 年研究和临床实践精华的著作中，他展示了如何培养并应用心理灵活性技能

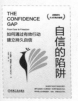

自信的陷阱
如何通过有效行动建立持久自信 （双色版）

[澳] 路斯·哈里斯 著

王怡蕊 陆杨 译

- 本书将会彻底改变你对自信的看法，并一步一步指导你通过清晰、简单的 ACT 练习，来管理恐惧、焦虑、自我怀疑等负面情绪，帮助你跳出自信的陷阱，建立真正持久的自信

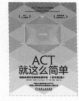

ACT 就这么简单
接纳承诺疗法简明实操手册（原书第 2 版）

[澳] 路斯·哈里斯 著

王静 曹慧 祝卓宏 译

- 最佳 ACT 入门书
- ACT 创始人史蒂文·C.海斯推荐
- 国内 ACT 领航人、中国科学院心理研究所祝卓宏教授翻译并推荐

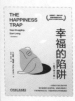

幸福的陷阱
（原书第 2 版）

[澳] 路斯·哈里斯 著

邓竹箐 祝卓宏 译

- 全球销量超过 100 万册的心理自助经典
- 新增内容超过 50%
- 一本思维和行为的改变之书：接纳所有的情绪和身体感受；意识到此时此刻对你来说什么才是最重要的；行动起来，去做对自己真正有用和重要的事情

生活的陷阱
如何应对人生中的至暗时刻

[澳] 路斯·哈里斯 著

邓竹箐 译

- 百万级畅销书《幸福的陷阱》作者哈里斯博士作品
- 我们并不是等风暴平息后才开启生活，而是本就一直生活在风暴中。本书将告诉你如何跳出生活的陷阱，带着生活赐予我们的宝藏勇敢前行

当良知沉睡
辨认身边的反社会人格者

[美] 玛莎·斯托特 著

吴大海 马绍博 译

- 变态心理学经典著作，畅销十年不衰，精确还原反社会人格者的隐藏面目，哈佛医学院精神病专家帮你辨认身边的恶魔，远离背叛与伤害

这世界唯一的你
自闭症人士独特行为背后的真相

[美] 巴瑞·普瑞桑 著
汤姆·菲尔兹－迈耶

陈丹 黄艳 杨广学 译

- 豆瓣读书 9.1 分高分推荐
- 荣获美国自闭症协会颁发的天宝·格兰丁自闭症杰出作品奖
- 世界知名自闭症专家普瑞桑博士具有开创意义的重要著作

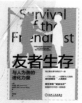

友者生存
与人为善的进化力量

[美] 布赖恩·黑尔 著
瓦妮莎·伍兹

喻柏雅 译

- 一个有力的进化新假说，一部鲜为人知的人类简史，重新理解"适者生存"，割裂时代中的一剂良药
- 横跨心理学、人类学、生物学等多领域的科普力作

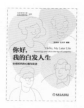

你好，我的白发人生
长寿时代的心理与生活

彭华茂 王大华 编著

- 北京师范大学发展心理研究院出品。幸福地生活，优雅地老去

读者分享

《我好，你好》
◎读者 若初

有句话叫"妈妈也是第一次当妈妈"，有个词叫"不完美小孩"，大家都是第一次做人，第一次当孩子，第一次当父母，经验不足。唯有通过学习，不断调整，互相理解，互相接纳，方可互相成就。

《正念父母心》
◎读者 行木

《正念父母心》告诉我们，有偏差很正常，我们要学会如何找到孩子的本真与自主，同时要尊重其他人（包括父母自身）的自主。
自由的前提是不侵犯他人的自由权利。或许这也是"正念"的意义之一：摆正自己的观念。

《为什么我们总是在防御》
◎读者 freya

理解自恋者求关注的内因，有助于我们理解身边人的一些行为的动机，能通过一些外在表现发现本质。尤其像书中的例子，在社交方面无趣的人总是不断地谈论自己而缺乏对他人的兴趣，也是典型的一种自恋者类型。

CMP BOOKS

打开心世界·遇见新自己

华章分社心理学书目

扫我！扫我！扫我！新鲜出炉还冒着热气的书
籍资料、有心理学大咖降临的线下读书会的名
额、不定时的新书大礼包抽奖、与编辑和书友
的贴贴都在等着你！

扫我来关注我的小红书号，
各种书讯都能获得！

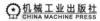

机械工业出版社
CHINA MACHINE PRESS

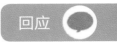

练习 24

重要提示

阅读时间：2分钟　完成时间：8分钟

　　在现代社会，手机一直在制造噪声。从你在手机上听到消息通知的那一刻开始，你的注意力就已经从你周围的世界分散开来了。你甚至会不断打开你的应用程序查看社交媒体中的消息。这些通知消息已经被我们的大脑设定为很重要，然而，正是它们常常让我们感到压力和抑郁。你隔多长时间会看一次手机，仅仅是为了看看有没有未读消息或者有没有人给你点赞？实际上，认为这些消息很重要只是你的一种感受而已，感受会给你提供信息。有时我们需要停下来（用STOP技术），集中注意力。

1. 用计时器设置8分钟，找一个安静的地方坐下，双脚稳稳地踏于地面。

2. S　暂停（stop）：让你的想法暂时停下来。

3. T　呼吸（take time to breathe）：做一次2＋4呼吸。

4. O　观察（observe）：留意你周围的环境。寻找5样你可以看见的物品，触摸 4 样你可以摸到的物品，留意 3 种你可以听到的声音，闻两种你可以闻到的气味，品尝一样你可以品尝的食物。

5. P　继续（proceed）：考虑你当下对自己的想法有何感受。根据你的想法和感受做出适当的选择和决定。

6. 将注意力重新放回到呼吸上，做一次 2 + 4 呼吸。

7. S　微笑（smile）。

8. T　呼吸（take time to breathe）：做一次 2 + 4 呼吸。

9. O　开放（open）：敞开心扉，深刻体会当下的感受。

10. P　赞赏（praise）：对自己能够利用这一刻与感受建立联结表示赞赏。

11. 让你的注意力再次回到呼吸上，以最后一次 2 + 4 呼吸结束练习。

深化：邀请你的朋友们和你一起做这个练习。周末和他们一起聊聊练习中的收获。

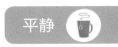

练习 25

自我关怀

阅读时间：3 分钟　完成时间：7 分钟

　　所谓自我关怀，就是跳出烦恼和压力，给自己放一个小假。这个练习需要提前花时间做一些准备，但这肯定值得。找一个密封袋，装上以下物品：唇膏、薄荷糖、口香糖、棒棒糖、薰衣草精油、绿薄荷精油、有香味的乳液或任何有香味的身体护理用品。将这个小套装放在你的手提包或背包中。当你感到有点压力的时候，可以开始练习自我关怀。

1. 找一个安静的地方，坐着或散步，用计时器设置 7 分钟。从你的自我关怀工具包中挑选一颗薄荷糖、一块口香糖或一根棒棒糖，开始做 4、7、8 呼吸。

2. 观察食物。慢慢地撕开包装，注意食物的声音、颜色、形状和密度。闻一闻，注意它的香味。把食物放进嘴里，注意它的味道。让它在嘴里转来转去，注意它的感觉和质地。

3. 接下来，选择一种身体护理用品，再做一次 4、7、8

呼吸。打开它，拿着它慢慢靠近你的鼻子，闻一闻它的香气。将身体护理用品涂抹到你的身体上。涂抹的时候，留意你的身体感觉，观察你的皮肤或嘴唇发生的变化。使用完身体护理用品后，留意它们的气味，深深地吸一口香气。

4. 以最后一次 4、7、8 呼吸结束练习。

深化：你感到放松吗？你是否感觉自己像度了个小假？下次，在练习结束时，闭上眼睛想象一个轻松的环境。它可能是一个你去过的真实存在的地方，也有可能是你在电影、杂志、书中看到过的某个地方。你也可以在洗澡的时候做这个练习。

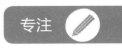

练习 26

命名游戏

阅读时间：2 分钟　完成时间：8 分钟

当你准备参加突击测验或考试时，你是否觉得自己的头脑一片空白？在这种时刻，把自己拉回到当下是集中注意力的关键。命名游戏是一个很好的练习，可以让你的心智回到当下，专注于此时此刻。当我们开始进入回忆物体名称的部分时，我们可以抚平焦虑的心灵，提高自己的专注力。

1. 用计时器设置 8 分钟，坐在椅子上，或者在户外找一个安静的地方坐着，挺直背部，双脚稳稳地踏于地面。

2. 以 2 + 4 呼吸开始练习。双眼正视前方，顺时针扫描空间，给你看到的每个物体命名。

3. 现在，逆时针扫描空间，同样地，给你看到的每个物体命名。

4. 重复步骤 2 和 3，直到时间结束。

5. 以 2 + 4 呼吸结束练习。

深化：你是否在练习后感觉注意力更加集中了呢？下次，触摸并命名桌上的物体。有时，加入感官体验可以帮助我们更好地活在当下。

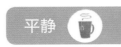

练习 27

安静站立，感恩身体

阅读时间：2 分钟　完成时间：8 分钟

在结束一整天的工作或学习后，你可以通过做这个练习来帮助自己将身体恢复到平静的状态，获取片刻安宁。此外，花一点时间对你的身体表达感激之情也能有助于减轻压力。

1. 用计时器设置 8 分钟，双脚站立，双臂向上举。感觉你的身体被拉长了，就像有一根绳子不断把你向上拉。想象阳光进入你的指尖，温暖着你的身体。以 4、7、8 呼吸开始练习。

2. 现在，拉伸脊柱，转动你的手臂，像游泳一样，将下巴向胸口收拢，然后向下弯腰，用手触碰你的脚趾。留意你的双脚，感谢双脚支撑你度过了一天。慢慢地，身体开始回到站立的姿势。当你转动身体的每一个部位时，花一点时间对这个身体部位表示感谢，感谢它今天为你提供服务。

3. 将整个练习重复两次。

4. 以最后一次 4、7、8 呼吸结束练习。

深化：感恩可以激活我们大脑中的积极情绪中枢。在不同的便利贴上写下你今天感恩的 10 件事。把这些便利贴贴到你的房间或储物柜里，在你感觉不太好的时候，可以仔细回想一下那些事。当你阅读它们时，深呼吸，让身体进入平静、放松的状态。

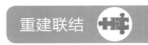

练习 28

LOVE 技术

阅读时间：3 分钟　完成时间：7 分钟

你有没有发现自己往往是个差劲的批评家？令人惊讶的是，我们头脑中的自言自语很容易就会变得苛刻和刺耳。这就是为什么自我关爱是一种需要学习的重要技能。LOVE（首字母缩略词）技术可以帮到你。当你发现你正在评判自己的想法、行为和情绪时，先停下来，做一次 LOVE（listen，observe，validate，evaluate/energize）练习。或许你会发现你的想法、行为和情绪在某种程度上是应该被认可的，而且它们可以为你提供有用的信息，但重要的是，你要学会用一种自我关爱的方式来回应它们。

1. 找一个安静的地方舒适地坐着，双脚稳稳地踏于地面，用计时器设置 7 分钟。双手放在大腿上，掌心朝上。以 4、7、8 呼吸开始练习。

2. L　倾听（listen）你的想法。

3. O　观察（observe）你是如何回应这些想法的。

4. V　确认（validate）你的想法。

5. E　评估（evaluate）你的应对方式。

6. 做一次4、7、8呼吸。

7. L　倾听你的情绪。

8. O　观察你的情绪反应。

9. V　确认你的经验。

10. E　激励（energize）自己采取行动。在接下来的一天中，你可以选择如何对这些情绪、感受和想法做出回应。

11. 以最后一次4、7、8呼吸结束练习。

> 深化：如果你喜欢这个练习，今晚可以给自己写封信，以表达对自己的关爱。承认你自己拥有的所有美好的方面。在信中记录下你是如何以积极的态度对待你的一天的，包括你的想法、情绪和行为。

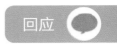

练习 29

冲浪

阅读时间：2 分钟 完成时间：8 分钟

　　我们可以把情绪想象成沙滩上的浪花。有时候，我们会任由自己被情绪冲昏头脑。在这些时刻，我们可以用冲浪的思维来回应，即我们应该学会驾驭情绪，而不是被情绪淹没。在这个练习中，如果你走神了，也没关系，花点时间记录下你的杂念，然后重新开始练习。

1. 用计时器设置 8 分钟。以舒服的姿势坐着，把注意力放在你的身体上。练习的目标不是放松，而是提高你对感受和身体感觉的觉察。

2. 闭上眼睛，开始做四方形呼吸。注意你身体的姿势。注意你的身体充满氧气，它们为全身的肌肉提供了能量。转动一下你的脚趾。

3. 想象一下，你的气息可以在全身游走，为每一块肌肉提供能量。想象你的气息移动到右手。随着你的呼吸的起伏，留意你指尖的感觉。花点时间感谢你的手指，感谢它们帮助你抓握东西。现在，让你的气息穿过身体，来到脚和脚踝。留意你的身体感觉。花点时间感谢你的脚和脚踝，它们帮助你运动和改变方向。现在，让你的气息游走到身体的其他部位，与它们分享这一感恩时刻。

4. 完成后，花点时间对自己默念或大声说："谢谢你，身体！谢谢你带给我的感觉。"

5. 以四方形呼吸结束练习。

深化：可以在今天的日记中画一个波浪，在波浪的波峰上，写下你在练习中注意到的感觉。

在波谷上写下："我可以驾驭我的感觉。我不会被它们击倒或者淹没。"

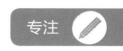

练习 30

Hello 时刻

阅读时间：2 分钟　完成时间：8 分钟

你在一天中有没有容易走神的时刻？我称之为"Hello 时刻"。在那些时刻，我们的思绪可能会飘向过去或未来。在这种状态下，这个练习可以帮助你把注意力拉回到当下。

1. 用计时器设置 8 分钟，找一个安静的地方坐下或者站着。留意刚才你头脑中出现的想法。它们是在过去、现在还是未来？以 2 + 4 呼吸开始练习。

2. 把注意力带回到当下，对你自己说："Hello。"再做一次 2 + 4 呼吸。

3. 把注意力带回到当下，对自己默念或者大声说："关注当下，关注此刻。"再做一次 2 + 4 呼吸。

4. 回到你正在做的事情。对你的任务说："Hello。"问自己："你此刻需要做什么？"

深化：下次，在开始活动之前，花点时间默念或者大声说："耐心一点，善良一点。"然后做 4 次深呼吸。活动结束后，反思：你对自己足够耐心和善良吗？你有没有特别留意此刻自己的感受？把这些答案和想法写在你的日记里。

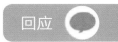

练习 31

吃掉那只青蛙

阅读时间：2分钟　完成时间：8分钟

"先把青蛙吃掉"，这是马克·吐温给我们的极简建议。换句话说，如果你有一项重要的或恼人的任务，最好先解决它。你生活中的青蛙都是些什么呢？当你在学校或放学回家的时候，可以做这个练习来帮助你立即解决这些问题。

1. 找一个安静舒适的地方坐下，用计时器设置8分钟。以四方形呼吸开始练习。想象一下，一束光从天空洒下来，让你感到充满能量、神清气爽。想一想你今天需要完成的任务，注意当你想到每个任务时，身体出现的感觉。

2. 再做一次四方形呼吸，想象这束光照亮了你一直在回避的事情，它为你提供了完成这项任务所需的能量。

3. 再做一次四方形呼吸，注意你在处理一直回避的任务时的满足感。

4. 再做一次四方形呼吸，完成练习。

深化：你能想到哪些你正在逃避的事情？你能感觉到这束光所提供的能量吗？下次做这个练习时，可以听一些充满活力的音乐，并在完成任务时继续听这些音乐。

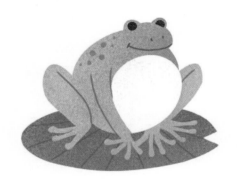

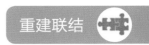

练习 32

安坐睡莲

阅读时间：2 分钟　完成时间：8 分钟

我们的生活很容易失衡。我们感到不知所措，这可能会影响我们的工作和学习。通过做这个练习，我们即使是在最凌乱的时候，也能快速回到当下。想象一只青蛙坐在睡莲上，看着下面池塘里的小鱼正在游来游去。青蛙坐在睡莲的中央，它可以快乐地抓虫子、吃虫子。把这些虫子想象成是你的感受。充分地感受当下，尽情享受这一幸福时刻。

1. 在室外找一个舒适的地方，用计时器设置 8 分钟。以半莲花（盘腿）的姿势舒适地坐在地上。

2. 以四方形呼吸开始练习。回想过去一个月你经历过的快乐时刻。回想一下你看过的搞笑视频、听过的有趣的笑话，留意快乐的感觉开始围绕着你。

3. 再做一次四方形呼吸。想象你是一只坐在睡莲上的青蛙。周围的小虫子是你的各种感受，你抓住它们并把它们放入嘴里吃掉。当你把这些感受放进嘴里时，留意你身体里的感觉。

4. 再做一次四方形呼吸，对自己微笑，默念或者大声说："我就像一只肚子鼓鼓的小青蛙，在睡莲上快乐地呱呱叫。"

深化：可以考虑为你的青蛙画一幅画。在青蛙上方写几个代表积极情绪的词语，并在这些词语的两边画上小翅膀，就好像它们是一些代表感受的"小飞虫"。把你的画放在做家庭作业的地方。当你感到有压力或被家庭作业压得喘不过气来时，可以看一看你画的小青蛙，对着它微微一笑。

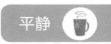

练习 33

吹走云朵

阅读时间：2 分钟　完成时间：8 分钟

　　想法和情绪有时候会让我们感觉自己就好像被乌云笼罩着一样，专注力也会因此降低。在结束一天的学习之后，练习一会儿正念可以帮助你提高专注力，增加平静感。专注的头脑能帮助你更好地应对新的一天。

1. 在户外找一个舒适的地方坐着，用计时器设置 8 分钟。仰望天空，把自己带到当下。以 2 + 4 呼吸开始练习，觉察你的呼吸。

2. 无论你的想法或感受是什么，花点时间去接纳它们，允许它们存在。不要评判或分析，就让它们在那里。把它们想象成天空中的云朵，每一次呼气，想象这些乌云被风吹走。让注意力从这些想法和感受上移开片刻。

3. 再做一次 2 + 4 呼吸，集中精力，全然体验呼吸。现在，把你的注意力从呼吸转移到身体感觉上来。只需承认这些感觉，不要判断或分析。如果想法或情绪试图打扰，承认它们，把它们想象成云朵。然后专注于呼气，把这些云朵吹走。

4. 再做一次 2 + 4 呼吸，全然体验呼吸。想象你正躺在田野里，看着天空中飘浮的云朵，或者如果你现在抬头就能看到天空中的云朵，仔细观察它们的形状，注意它们飘浮时形状的变化。再一次把你的想法和情绪想象成云朵，注意想法和情绪是如何形成和变化的。再一次，专注于呼气，吹走这些云朵。

5. 最后再做一次 2 + 4 呼吸，结束练习。

深化：在练习之前，先花点时间设定目标，思考你想要通过做这个练习达到的目标，比如提高专注力，增加平静感，或者增加积极情绪。你可以分别尝试一下在设定目标和未设定目标的情况下进行练习。在两种方法都尝试了之后，花点时间思考一下：你是否注意到了两次练习的不同之处？

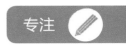

练习 34

三思而后行

阅读时间：2分钟　完成时间：8分钟

你有没有听过这样一句话，"三思而后行"？这句话同样适用于正念训练。你有没有发现自己在穿过教学楼的走廊时，有时候就算撞到了其他人或者东西可能也毫无察觉？在我们的一生中，有很多时间都是这样度过的。花点时间做这个练习，能够帮助你更充分地觉察自己的身体。

1. 用计时器设置8分钟，舒适地坐着，双脚稳稳地踏于地面。以4、7、8呼吸开始练习。尽可能握紧双手，注意你握紧时的感觉。放开双手，当你松开时，注意你的感觉。看一看你的左手掌，观察手掌上的线条，用手指描出手掌的线条。

2. 再做一次4、7、8呼吸。看一看你的右手掌，观察你右手掌上的线条，用手指描出手掌的线条。

3. 再做一次4、7、8呼吸。用力卷曲你的脚趾，注意你卷曲脚趾时的感觉。双腿向前移动，伸直脚趾，注意你伸直脚趾时的感觉。脚掌用力向上弯曲，脚趾向上伸向天空，注意你抬起脚趾时的感觉。

4. 以最后一次 4、7、8 呼吸结束练习。

> 深化：你也可以拓展一下，增加一些能够增进自我觉察的引导语。例如，当你伸直脚趾时，对自己默念或大声说："我现在注意到我的右脚趾，我注意到我的大脚趾和小脚趾。我可以扭动我的大脚趾。我能觉察到我大脚趾上的脚趾甲。我能感觉到脚底踏在地板上。"

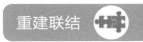

练习 35

SAFE 技术

阅读时间：2分钟　完成时间：8分钟

正念冥想的好处之一，是能够帮助我们培养一种积极的情绪，了解善良和慈悲。这个练习可以在中午让你体验到积极的情绪。除此之外，它还可以让你减少内在的自我批评，强化同理心，以及增加社会联结感。

1. 找一个舒适的地方坐下来，室外或室内均可，用计时器设置8分钟。用半莲花式坐姿（盘腿）坐下，以2+4呼吸开始练习。

2. S　感受（sense）你注意到的令人愉快的感觉。微微挺直胸部，吸入令人愉快的感觉，把令人不快的感觉呼出来。

3. A　允许（allow）这种令人愉快的感觉随着吸气充满你的肺部，在你的体内盘旋。允许令人不快的感觉随着你呼出来的气体一起飘走。

4. F　感受（feel）你内心的情绪。问问自己："我需要什么？"例如，如果你一直对自己很挑剔，意识到你需要善良和慈悲。说:"愿我懂得善良和慈悲。"

5. E 随着每次呼吸,扩展(expand)你对自己感受的觉察。向周围的人延续你的感觉,说:"愿我们都懂得善良和慈悲。"

6. 以 2 + 4 呼吸结束练习。

深化:你是否注意到你的情绪状态有了积极的变化?每次做这个冥想练习的时候,你可以用第 4 步和第 5 步来改善情绪状态。鼓励一个朋友或同学和你一起做这个午间冥想练习。这个练习是否让你有不一样的体验?问问你的同学,看看他们是否有所收获。

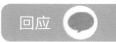

练习 36

安全泡泡

阅读时间：2分钟　完成时间：8分钟

你曾经为自己做出的选择感到后悔过吗？你是否对你所处的环境感到沮丧？对于当下所处的环境，我们需要学会接纳和回应。本练习可以帮你学会对自己的过往经历表达感激。

1. 找一个舒适的地方坐下或躺下，用计时器设置8分钟。以4、7、8呼吸开始练习。

2. 想象你的手掌上有一个泡泡，注意这个泡泡的形状和颜色，它是圆形的、透明的。注意，这个气泡很坚固，即使你用力戳，它也不会破裂。把泡泡当作一个安全的地方——它不会被吹走。看着泡泡渐渐变大，变得比你还大。感受你内心的温暖充满泡泡。深吸一口气，想象自己在泡泡里移动。把泡泡想象成一个干净、安全的空间。

3. 随着泡泡一起穿越时空，回答一下这个问题："我是如何来到这里的？"泡泡会保护你的安全，没有任何坏事会发生，没人知道你在这里。想象这个泡泡把你带到天空中，当你在空中飞翔的时候，你可以看到周围发生的一切。感受身处如此之高的地方是多么自由，没有任何恐惧，同时知道你在你的泡泡里非常安全。

4. 暂停一下，看看你周围的世界，接纳它们，接纳你现在的生活。接纳你的经历：人际关系、决策、学到的东西、失去的东西，以及快乐和悲伤的时刻。这一切让你来到现在这里。感受内心的平静和满足，凡事皆有缘由。

5. 以 4、7、8 呼吸结束练习。

深化：你能感觉到温暖和安全吗？你觉得你可以更接纳过往经历了吗？伴随这个练习，可以给自己一些积极的暗示和肯定。把它们写下来，下次在完成这个练习后，再反思一下这些想法。

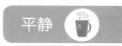
练习 37

巨大的增长

阅读时间：2 分钟　完成时间：8 分钟

　　你的心智在不断地成长和成熟。核磁共振成像（MRI）研究发现，通过正念冥想，个体可以增加长时记忆和短时记忆中心的某些神经递质。正念能够帮助你成长，以及关注你聪明的心智。午间是一个很好的练习正念的时段，这有助于培育你的心智。

1. 找一个舒服的地方坐着或站着，用计时器设置 8 分钟。以四方形呼吸开始练习，环顾四周，注意你周围空间中的颜色、声音、气味和物体。

2. 再做一次四方形呼吸，花点时间感谢自己：想想你今天学了什么。花点时间进行感恩：想想今天让你感觉成功的事情。花点时间反思自己：想想你今天达成了哪些目标。

3. 再做一次四方形呼吸。把注意力转移到今天即将面临的挑战上，问问自己，"我能从这个挑战中学到什么"或者"我是否可以换个角度来看待这个挑战"。

4. 以最后一次四方形呼吸结束练习。

深化：当你今天回到家的时候，花点时间回顾一下你的一天。晚上，把你对练习中问题的回答写在日记里。把事情写下来有助于巩固想法和厘清思路。

青少年正念

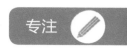

练习 38

选择家务

阅读时间：2 分钟　完成时间：8 分钟

　　终于来到了这个部分，我提到了那个令人不快的词：家务。这里有一个小技巧，当你准备做家务时，并不一定要把它当成一件苦差事。当我们可以主动选择的时候，我们就可以把令人不快的经历变成令人愉快的经历。花点时间，选择一件家务活儿，给这个练习一个机会。

1. 选择一件你最不喜欢的家务。

2. 用计时器设置 8 分钟的时间。

3. 排除干扰（比如手机、电视、宠物等）。

4. 以 2 + 4 呼吸开始练习，重复 4 次，把注意力集中在你的呼吸上。

5. 专注于你所选择的家务。

6. 想象完成这些家务时的情景，想象完成家务的每一个步骤。

7. 再做一次 2 + 4 呼吸。重复 4 次，把注意力集中在你的呼吸上。

8. 现在，正式开始，完成做这件家务的每一个步骤，关注每一个细节。

9. 注意你的身体是如何移动的。当你终于做完家务时，停留一小会儿，停留在此时此刻。

10. 花点时间想想你已经完成的那些任务，欣赏一下你的成果。

> 深化：有时候音乐可以把一项令人不快的活动变得令人愉快。你还可以扮演成你最喜欢的歌手，把做家务当成开演唱会，看看这样是否能够增加你对家务的愉快感受。

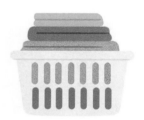

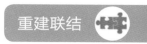

练习 39

潺潺溪流

阅读时间：2 分钟　完成时间：8 分钟

　　当有人问"你好吗"的时候，你有没有停下来仔细想过这个问题？你很有可能像大多数人一样，根本没有真正考虑过自己的感受就做出了回应。这个正念练习可以帮助你学会与感受联结，将它们带入意识，并以新的方式接纳它们。

1. 在外面走走，找一颗小鹅卵石。拿起鹅卵石，在手里翻转把玩。用计时器设置 8 分钟，以 4、7、8 呼吸开始练习。

2. 想象你站在潺潺的小溪边，看见阳光在水面上舞动，你把鹅卵石扔进小溪里。留意你所有的想法、感受或身体感觉。

3. 接下来，想象你看见鹅卵石掉到了小溪里。注意你的感受、想法或身体感觉上出现的所有变化。让小石子静静地沉入溪底。注意你是否还能看到它停留的地方。问问自己："此刻我有什么想法、感受和身体感觉？"

4. 你看到一条小鱼用嘴衔起了鹅卵石，向上游游去。你是否觉察到自己有什么感受？再待一会儿，看着小溪中的水潺潺流淌。

5. 以 4、7、8 呼吸结束练习。

深化：你是否感觉到与你的感受更紧密地联结在一起？你今天有没有发现什么你之前没有意识到的感受？下次做这个练习的时候，可以听一些冥想音乐，留意完成练习后，你感觉到了什么变化。

青少年正念

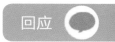

练习 40

感受存在

阅读时间：2分钟 完成时间：8分钟

有时候为了释放忧虑，我们需要进入一种简单的"存在"状态。然后，我们可以以接纳事物的本来样子来回应，并进入一种感恩和喜悦的状态。有时候焦虑的大脑就好像一群嗡嗡作响的蜜蜂。当我们学会觉察的时候，我们可以学会以不同的方式应对这些焦虑的想法，让它们平静下来。

1. 找一个舒适的地方体验"存在"。舒适地坐着，放松身体，用计时器设置8分钟。以2＋4呼吸开始练习。

2. B　呼吸（breathe）。

3. E　扩展（expand）你对身体的觉察，注意你的身体是如何休息的。当你坐着的时候，留意你的身体感觉，注意每次呼气和吸气的感觉。

4. B　呼吸（breathe）。

5. E　慢慢进入（ease into）一种更放松的状态。随着每一次吸气，进一步放松你的身体，将你的觉知带回到你当下存在的空间。屏住呼吸，捕捉你的思绪。随着每一次呼气，释放你心中所有的想法。

6. B　呼吸（breathe）。

7. E　进入（enter）快乐和感恩的时刻。注意你身体中的喜悦和感恩之情。

8. B　呼吸（breathe）。

9. E　扩展（expand）：将喜悦和感恩之情传递给你周围的人。向外伸出双手，好像在向你周围的人表达喜悦和感恩之情。

10. 以最后一次 2 + 4 呼吸结束练习。

深化：在你开始练习之前，先表达一下感恩。想出 4 件你因为经历、知道或拥有而感恩的事物。练习结束之后，和你的一个朋友分享你的感恩清单。留意他的反应，当你把你的感恩清单分享给别人后，你对它会有不同的感受吗？

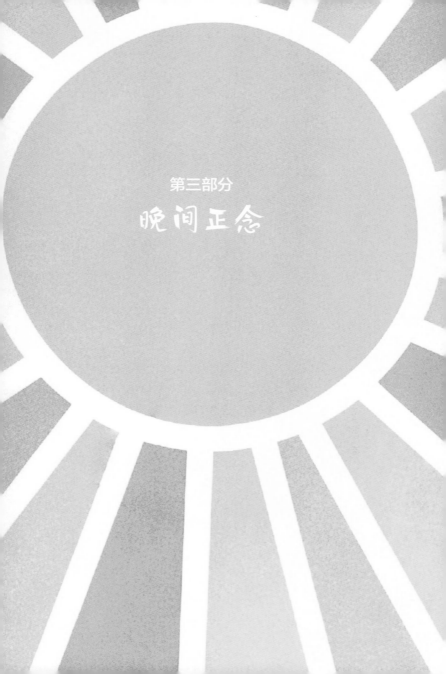

第三部分

晚间正念

你的晚上是如何度过的

你已经顺利地度过了一天，你应该感到轻松、有成就感，并准备好睡一觉。如果你的脑海中还有未完成的事情，不要担心，正念可以帮助你获得平静。

你可能已经猜到了，本书中的许多练习都是一种冥想。研究发现，经常冥想的人体内的皮质醇更少。皮质醇是我之前提到的应激激素。它让人充满活力、备感兴奋——这对于逃离危险很有帮助，但到了晚上如果你因为体内皮质醇过多而无法放慢速度，它就不是你的朋友了。高皮质醇还有另一个缺点：它会导致记忆衰退。

晚上进行正念冥想，可以帮助你降低皮质醇，让你在第二天像海绵一样吸收信息，达到最佳状态。

我们的大脑可以改变我们的存在状态，这不是很神奇吗？我邀请你在晚上使用正念来帮助你恢复能量，感受内在的温暖和光芒，加深睡眠，改善心境。

承诺助你成功

你的行动与你做出的承诺一致吗？知道什么是重要的事情可以帮助你采取行动，做出持久的改变——这种改变可以给你带来你想要的，让你的生活更有意义、更加愉快。做出改变将会让你过上你想要的生活。

假设你很看重成绩，你可以通过减少或消除那些占用学习时间的事情、创造更多的时间来专注于学习。将正念融入生活，可以帮助你做出改变。

记住：你不需要每天冥想几个小时。每天只需要冥想 10 分钟，就能让它成为你日常生活的一部分。

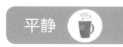

练习 41

感恩清单

阅读时间：2 分钟　完成时间：9 分钟

很多人每天早上做的第一件事就是列一张自我肯定清单或感恩清单。我们也可以在晚上完成这项活动，让它成为一个舒缓和平静的夜间仪式。带着感恩入睡，会让我们的感恩之情与日俱增。你可能会发现，当你睡着的时候，你会想起这张感恩清单。

1. 找个舒服的地方坐下来，准备一支笔和一张纸。用计时器设置 9 分钟。以四方形呼吸开始练习，当你呼吸的时候，让你的头脑变得清晰和平静。反思你的一天。

2. 想想那些愉快和不愉快的时刻。以这种方式写下你的感恩之情："我感恩 ____。"

3. 留意一下你的身体感觉。写下你对身体的感恩之情，感谢它今天为你提供了服务。

4. 想想那些不愉快的时刻，它们还好没有变得更糟。写下你的感恩之情：那些不愉快的时刻并不是那么让人难以忍受。

5. 以四方形呼吸结束练习。

深化：你注意到晚上做这个练习有什么不同了吗？尝试每天晚上睡前花 10 分钟完成这个练习，坚持一周的时间。在一周结束的时候，在日记中写下你这一周坚持做这个练习的感受。

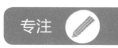

练习 42

摆脱拖延症

阅读时间：2 分钟　完成时间：8 分钟

你有没有发现自己在逃避某些事情？拖延是很正常的，特别是当某些事情不能给你带来快乐的时候。这个冥想练习可以帮助你摆脱拖延症，专注于完成任务。

1. 以舒适的姿势坐着，用计时器设置 8 分钟。以 2 + 4 呼吸开始练习，每次呼气时，放松一个身体部位：可以从肩膀开始，然后慢慢向下。现在，考虑一项你一直在拖延的任务。考虑一下你推迟完成这项任务的理由和借口。

2. 再做一次 2 + 4 呼吸。思考一下，推迟这项任务可能给你的生活带来的负面影响。

3. 再做一次 2 + 4 呼吸。想想完成任务的好处。创造一句能够帮助你完成任务的自我肯定的话，比如"今天开始做，意味着明天我就会离完成任务更近一步"或者"我可以完成那些我正在拖延的任务，而且我知道，一旦我开始做，我会感觉更好"。将自我肯定的话重复 4 次。

4. 再做一次 2 + 4 呼吸。想象完成任务的所有步骤，想象自己正在完成任务。想象一下，当你完成任务的时候，你感觉到轻松自在，你体会到满满的成就感。想象当你的任务已经完成的时候，那感觉有多棒。

5. 以最后一次 2 + 4 呼吸结束练习。

深化：你能想象你完成任务的情景吗？你能找到拖延这项任务的原因吗？写下你想象出来的完成任务的步骤。承诺在接下来的 24 小时内开始这项工作。

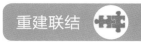

练习 43

静心观想

阅读时间：3 分钟　完成时间：7 分钟

　　你有没有发现你总是能很快指出自己在一天中做过的错事？你的脑海中是否常常反复浮现一些难堪的场面，而不是快乐的场面？有时候，最好的让生活中的消极体验平复下来的方法就是去感受它们，让它们过去，然后思考积极的体验，或者创造积极的意图。这个练习可以帮助你获得一些积极的感受。

1. 以半莲花（盘腿）姿势舒适地坐着。双手呈半 C 形，指尖相连，放在身体前方。用计时器设置 7 分钟，以 4、7、8 呼吸开始练习。

2. 把觉知集中在你心脏的位置。开始审视你的内心世界，寻找消极的想法和感受，让白天的感受再次涌向你。伴随着呼吸，去感受它们，让它们成为你整个生命的一部分。体验此刻的身体感觉。

3. 再做一次 4、7、8 呼吸。

4. 把觉知集中在你心脏的位置。开始审视你的内心世界，寻找积极的想法和感受。如果难以找到积极的感受，可以想一想，你是多么感激你所存在的空间、你今天穿的衣服和你吃的食物。让所有积极的感受浮现并涌向你。伴随着呼吸，去感受它们，让它们成为你整个生命的一部分。体验此刻的身体感觉。

5. 再做一次4、7、8呼吸。

6. 留意你的感受。这些感受有温度或颜色吗？它们在你的身体中流动吗？想象你的身体变得温暖和轻盈。温柔地微微一笑。

7. 以最后一次4、7、8呼吸结束练习。

> 深化：从消极状态到积极状态，你能注意到有什么不同的感觉吗？把积极的感受写在便利贴上，放在房间里。晚上睡觉前，对自己默念或大声重复你所体验到的积极情绪，并找出3件你今天应该感激的事情。

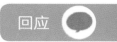

练习 44

接纳 ABC

阅读时间：2 分钟　完成时间：8 分钟

　　回避负面情绪是人类的天性，因为它让我们感受到悲伤、无助和焦虑。这个练习可以帮助你培育善良和慈悲，接纳你的不适和痛苦的感觉。

1. 用计时器设置 8 分钟。躺在床上，慢慢放松身体。以 4、7、8 呼吸开始练习。

2. A　把注意力集中在你的大脑和心灵上，接纳（accept）这一天。一只手放在心脏的位置，一只手放在前额上，注意你对这一天的感觉。

3. B　随着呼吸（breathe）去感受。

4. C　创设（creat）一种慈悲心，来应对你的负面情绪。感谢你的心灵和大脑帮你应对这一天。花一点时间，对那些困难或不愉快的感受表示同情，默念或大声说："我感到（某种情绪），我同情和理解你。"

5. 重复这一步骤，直到你接纳并释放了这一天所有的令人不快的情绪。

6. 以 4、7、8 呼吸结束练习。

深化：你会感觉更轻松吗？可以买一个颂钵。在练习前后敲击颂钵。颂钵会发出一系列声音，帮助身体恢复正常的振动频率，你的身体会感到更加和谐。它们能极大地抚慰心灵和灵魂。

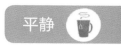

练习 45

清晰和平静

阅读时间：3 分钟　完成时间：7 分钟

　　当你完成了大量的体力或脑力活动，带着疲惫的身躯结束漫长的一天时，做这个练习可以让你的大脑变得清晰和平静，有助于你在夜里睡个好觉。这是我最喜欢的冥想之一，它能带给我们一种深深的平和与放松的感觉。在练习结束时，我几乎感到一阵暖意。花点时间享受这种平静的感觉。

1. 找一个舒适的地方躺下，让自己安顿下来。用计时器设置 7 分钟。闭上眼睛，调整呼吸，放松下来，以四方形呼吸开始练习。

2. 睁开眼睛，用鼻子深深地吸气。屏息一会儿，注意你的身体。当你呼气的时候，轻轻闭上眼睛。当你吸气的时候，慢慢睁开眼睛。屏息一会儿，注意你的身体。呼气，闭上眼睛，感觉全身放松。重复 4 次。

3. 当你吸气时，感觉你的肺部充满了空气。屏息一会儿，注意你的身体。当你呼气时，感觉你的肺部被清空。当你吸气时，想象一股平静与平和的波浪涌向你。屏息一会儿，注意保持平静的状态。当你呼气的时候，想象所有压力、担忧或焦虑都随着你的肺部被清空而离开你的身体。

4. 当你吸气时，吸入自信。屏息一会儿，注意建立你的自信。当你呼气时，把所有的自我怀疑都呼出去。

5. 当你吸气时，进一步体会放松的感受，让全身充满积极的感受。屏息一会儿，注意这种积极的感受。当你呼气时，让所有不安的感受或想法离开你的身体。你会观察到你的头脑变得越来越清晰。

6. 把这句肯定的话重复4次："我很平静，我很满足，我很开心。"

7. 以四方形呼吸结束练习。

> 深化：你感到平静和放松吗？下一次，在练习的同时听一些冥想音乐。

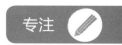

练习 46

正念刷牙

阅读时间：3分钟　完成时间：7分钟

　　我们常常不假思索地生活着，像机器人一样，自动化地完成着每天的任务。提高我们的注意力和专注力的一个简单的方法，就是学会全身心投入看似平凡的日常任务。刷牙是练习专注的好方法。

1. 站在浴室的镜子前，看看镜子里的自己。用舌头舔一舔你的门牙，注意这种感觉。如果你发现自己走神了，那就把注意力拉回来，放回到呼吸上。

2. 用计时器设置7分钟，以4、7、8呼吸开始练习。拿起牙刷和牙膏，注意它们的重量和拿在手里的感觉。把牙膏涂在牙刷上，注意牙膏从管里挤出来的感觉。

3. 再做一次4、7、8呼吸。花点时间，闻闻牙膏的味道。开始刷牙，注意牙刷经过每颗牙齿、脸颊内侧和牙龈的感觉。把牙膏吐出来，漱口。注意吐出前、吐出时、吐出后以及漱口后的感觉。

4. 再做一次4、7、8呼吸。用舌头舔一舔你的门牙，注意刷牙后的感觉。现在，刷一下你的舌头，注意这种感觉。再漱一次口，注意你的感觉。

5. 以最后一次 4、7、8 呼吸结束练习。

深化：你能够保持专注，还是走神了？你注意到了什么？花点时间回顾自己的感受，把它们写在日记里。下次，把使用牙线添加到练习中，并保持专注和觉察。刷牙和用牙线清洁牙齿 10 分钟。

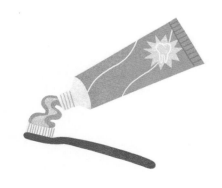

练习 47

老虎时刻

阅读时间：2分钟　完成时间：8分钟

你知道吗？老虎型性格的人通常被认为勇敢、自信、受人喜爱。你可以通过完成"老虎时刻"练习来和这些优秀的特征建立联结。练习结束后，看看你能否让这些令人愉快的性格特征在你内心升起。

1. 用计时器设置8分钟，以一个舒适的姿势站立。以四方形呼吸开始练习。首先，双臂向空中伸展，就像老虎在树干上伸懒腰一样。接下来，双膝分开，跪地，双臂尽可能向前伸展。手掌触地，弯曲手肘，将身体重心前移。现在，伸直手肘，拱背，收腹，让腹部尽量贴近你的背部。双膝跪地，双臂尽可能向前伸展。

2. 再做一次四方形呼吸。默念或大声说："愿我勇敢、自信、受人喜爱。"弯曲手肘，将身体重心前移。现在，伸直手肘，拱背，收腹，让腹部尽量贴近你的背部。双膝分开，跪地，双臂尽可能向前伸展。默念或大声说："我勇敢、自信、受人喜爱。"

3. 以另一次四方形呼吸结束练习。重复这个练习，直到时间结束。

深化：你能联想到一些老虎的性格特征吗？每天晚上做这个练习，坚持一周。一周结束的时候，在你的日记中写下你与自信和勇敢的特征之间的区别。

练习 48
光束练习

阅读时间：3 分钟　完成时间：7 分钟

花点时间让我们的感受正常化，可以帮助我们避免被那些可能导致焦虑或抑郁的消极情绪所淹没。研究表明，人们通常会记住消极的感受，而不是积极的感受。将感受正常化，可以减轻消极情绪对我们的影响。

1. 找一个舒适的地方坐下，双脚稳稳地踏于地面。用计时器设置 7 分钟。以 2 + 4 呼吸开始练习。想象一束光照在你的头顶，让你充满平和、欢乐、爱和同情的感受。想象这束光移动到你胸腔的中心位置，给你带来健康和治愈的感觉。

2. 再做一次 2 + 4 呼吸。把你所有的消极感受、不适、挑战或担忧都写出来。把它们想象成一片片乌云。随着每次吸气，想象你正在将乌云吸入白光中，直到乌云完全被白光吸收。

3. 再做一次 2 + 4 呼吸。随着每次呼气，想象所有的黑暗都被释放了。当黑暗被释放时，感受浑身充满快乐、平和与解脱的感觉。想象你的内心充满了光明，这光明开始渗透到你身体的每个部位，让你充满爱、满足和幸福。

4. 以最后一次 2 + 4 呼吸结束练习。

深化：当你承认这些令人不快的感受时，你是否注意到了身体的变化？下一次，在你完成练习后，躺下来练习 5 分钟腹式呼吸。完成练习后，把你在练习中感受到的令人愉快、积极的情绪记录下来。

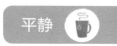

练习 49
身体扫描

阅读时间：3 分钟　完成时间：7 分钟

你是否曾经有过这样的经历：当你期待着一些让你感到兴奋的美好事情发生时，你的大脑会一直被这些期待占据，根本无法入睡？这个练习能帮助你的大脑安静下来，慢慢进入梦乡。当你做这个练习时，你可能会留意到一些身体的振动、压力或其他感觉，对其保持好奇即可。

1. 舒服地躺在床上，不需要计时。以四方形呼吸开始练习。从注意你头顶的感觉开始。注意你的头部接触到床或枕头的感觉，注意你的脸、你的肩膀。如果你感觉到紧张，温柔地呼吸，将气息引导到那个紧张的区域，让它柔软下来。

2. 再做一次四方形呼吸。让你的注意力沿着右臂向下。当它依次来到肘部、小臂、手掌、手指时，留意所有身体的振动、刺痛、压力或身体动作。对这些感觉保持好奇。让你的手掌和手臂柔软下来，释放这些感觉。左臂再重复一次这个练习。

3. 扭动一下你的背，注意在你的背和床接触的地方，是否有比较强烈的压力感。保持好奇，放松，让自己深深地陷入床垫之中。从你的胸腔开始扫描，向下到胃部。深呼吸，让气息进入胃部，让它变得柔软和放松。

4. 再做一次四方形呼吸。注意你的骨盆和臀部，把注意力放在你身体与床接触的位置，感受当下的所有感觉。让你的注意力慢慢向下，去到右腿，注意大腿的感觉，然后将你的注意力轻轻地从大腿转到脚踝、脚和脚趾。转动一下脚趾，将最后一点紧张感释放出去。左腿再重复一次这个练习。最后结束的时候吸气，对你的腿保持善意和好奇的关注，感谢它们支撑着你度过每一天。

5. 以最后一次四方形呼吸结束练习。

深化：你感到放松吗？下次，可以做两次身体扫描。当你扫描到脚的时候，可以重新开始扫描，这次先从脚开始，慢慢回到身体，直到头顶。只要对你有帮助，可以随时上下扫描你的身体。

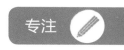

练习 50

思维导图

阅读时间：3 分钟　完成时间：7 分钟

　　思维导图通过建立事物之间的关联，帮助你将注意力集中在一个想法或主题上。先把想法或主题写在思维导图的中间，让其他想法像树枝一样从树干上延伸出来。这个方法已经被证明可以帮助你集中注意力，并且能够通过用各种有趣的方式排列文字、图像、数字和颜色来帮助你加深记忆。

1. 找一个舒适的地方坐下，准备写作。用计时器设定 7 分钟，以四方形呼吸开始练习。

2. 把你想要深入探讨的想法或主题写在纸的最中间。你可以画一个方框、圆圈或一个图标来表示这个想法或主题。画出从中心向外延伸的分支。你可以先进行头脑风暴，思考这个主题，让各种想法和念头出现在你的脑海中，然后把它们写在分支上。

3. 探索主题和所有分支上的想法。如果在某一个分支上你有进一步的想法，可以继续向下添加分支。你可以绘制一些图标来反映关键词或主题。

4. 当时间结束时，专注于你的创作，做一次四方形呼吸来结束练习。

深化：你喜欢这个练习吗？你是否能够集中注意力，并想出一些有用的信息？想要了解更多，不妨听听思维导图开发者托尼·博赞（Tony Buzan）在 TED 上的演讲。下次，用 10 分钟来做这个练习。

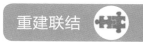

练习 51

舒适空间

阅读时间：3 分钟　完成时间：7 分钟

生活并不总是十全十美，相信没有谁可以随口说出："我已经功成名就，我所有的愿望和梦想都百分之百实现了。"不过，如果我们花点时间，仍然可以让我们与一些积极的时刻和体验联结起来。

1. 躺在床上，用计时器设置 7 分钟。以 2＋4 呼吸开始练习。闭上眼睛。感受你的床抱持着你身体的每个部位。躺在床上，感受从脚趾到头部的每块肌肉。让肌肉放松，留意你的所有感觉。

2. 想象你正飞向天空。现在从空中看着地球，观察地球上的树木，日落时天空的颜色。想象你飘浮在天空的云层中，你迅速地飞到一个让你感觉平静、安宁和快乐的地方——这就是你的舒适空间。

3. 再做一次 2＋4 呼吸。用你的感官去探索这个舒适空间（它的声音、气味和组成部分），比如是否有瀑布或小溪。注意你在这个舒适空间里看到的颜色。花点时间待在这个舒适空间里。在这里找一个地方躺下，尽情享受。注意你的情绪和感受。对自己默念或大声说出你在这个空间里的感受。

4. 以最后一次 2 + 4 呼吸结束练习。

深化：当你睁开眼睛的时候，可以拿出日记本，描述一下你的舒适空间，它看起来、闻起来、摸起来分别是什么样子的。你看到了什么颜色？有植物吗？有树木吗？有动物吗？下次你做这个练习的时候，充分利用这 10 分钟，看看你是否能找到一个新的舒适空间来进行体验和观察。

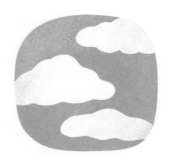

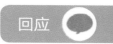
练习 52

杞人忧天时刻

阅读时间：2分钟　完成时间：8分钟

　　有时候，我们的担忧会一个接着一个，让我们变得越来越焦虑。人们有时称呼一个有着无穷无尽的担忧的人为"杞人忧天者"。实际上，成为"杞人忧天者"并不好玩，而且相当令人不快。但有的时候，你会发现自己也像"杞人忧天者"一样，自寻烦恼。让烦恼消失的一个方法是，给自己安排一个专门的"杞人忧天时刻"。正念和专注地抱持你的烦恼，是应对烦恼的有效方法，这样它们才不会像乌云一样整日萦绕在你的头顶，以及在不合时宜的时候突然出现。

1. 选择一个时间，至少在睡前一个小时，作为你的"杞人忧天时刻"。找一个舒适的地方坐下，用计时器设置8分钟，以2 + 4呼吸开始练习。

2. 拿出一张白纸，写下你的所有烦恼，有多少写多少。即使这些烦恼看起来很傻，也要把它们写下来。

3. 当时间结束时，把纸撕碎扔掉。

4. 以 2 + 4 呼吸结束练习。

5. 现在，去散步或做些令人愉快的事。

> 深化：你练习得怎么样？当你把烦恼撕碎时，有没有一种解脱的感觉？当你在一天中感受到烦恼，告诉自己："没关系。我会在'杞人忧天时刻'来解决这个问题。"下次，可以不用把烦恼写下来，而是找一个值得信赖、愿意听你吐槽的朋友，花 10 分钟把烦恼一股脑儿全说出来。当然，你也可以对着自己大声说出你的烦恼。

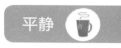
练习 53

贪睡的树懒

阅读时间：2 分钟　完成时间：8 分钟

　　树懒是一种有趣的动物，它悠闲自在，看上去平静而快乐。当你结束一天的学习，发现自己很紧张，完全无法放松大脑时，"贪睡的树懒"练习能够帮助你睡个好觉。我的许多青少年来访者告诉我，这是他们使用最多的一个练习。他们在完成练习后感觉睡眠更好，心情更放松。

1. 先关掉房间的灯。在做这个练习时，你不需要计时器。想象自己是在电影的慢动作场景中，用非常非常慢的速度走到床边，慢慢爬上床。

2. 舒适地仰面躺着，把你的手放在肚脐上，这样你就能感觉到你的腹部在呼吸的时候上升和下降。以四方形呼吸开始练习。

3. 现在，绷紧你所有的身体部位——从脚趾到头部。例如，用力弯曲你的脚和脚趾，绷紧腿和手臂，握紧拳头，收紧下巴。从脚趾开始，慢慢地放松全身上下每块肌肉，留意每块肌肉放松时的感觉。重复这个练习，直到你感到完全放松为止。

4. 一旦你完成练习，为第二天设定一个令人愉快的目标——例如"无论明天发生什么，我都会让自己平静度过"。

深化：在睡觉前反思一下这个体验，留意自己的情绪变化。第二天晚上，花点时间思考一下，头一天晚上设定的令人愉快的目标对你当天产生了怎样的影响。

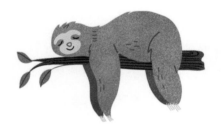

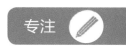

练习 54

提升觉察

阅读时间：2分钟　完成时间：8分钟

　　提升对周围世界的觉察可以让你增强专注力。这个练习将帮助你把注意力集中在当下。如果你发现自己开始走神了，没关系，再次将注意力带回到呼吸上，继续进行觉察练习。

1. 找一个舒适的地方，以半莲花（盘腿）的姿势坐着。用计时器设置8分钟，以4、7、8呼吸开始练习。把你的觉知带到你的大脑和身体。觉察一下你大脑中此时此刻的想法，不带任何评判地承认这些想法，当你承认它们的时候可以点点头。让自己回到呼吸上来，深呼吸，让你的腹部随着呼吸上升和下降。专注于你的呼吸。

2. 再做一次4、7、8呼吸。把你的觉知带到你的大脑和身体。觉察一下你此时此刻的感觉。花点时间去注意你身体的所有感觉。当你承认这些感觉时，可以点点头。注意它们是否在发生变化。注意你的身体是否有任何紧张感。深深地吸气，呼气。注意你是否听到了任何声音。不带任何评判，只需要承认它们并点点头。现在，花一点时间，注意一下你大脑中是否出现了任何想法。观察你的大脑中的想法是如何产生和变化的。

3. 以最后一次 4、7、8 呼吸结束练习。

> 深化：你能把自己带到当下吗？花点时间在你的日记中写下你的想法、感受和身体感觉。下一次，将练习时间增加到 10 分钟。

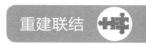

练习 55

刻意暂停

阅读时间：2 分钟　完成时间：8 分钟

　　这个练习可以让你在数字世界中有意识地按下暂停键。新的研究表明，当我们把所有时间都花在玩手机上的时候，我们的睡眠质量会更差，而且更容易被情绪淹没。

　　手机可以让我们与朋友取得联系，让我们在不舒服的时候放松一下，获得些许慰藉。但是不停地刷手机会让我们脱离当下。所以每晚在睡前有意识地按下暂停键，不仅可以帮助你与当下建立联结，而且还能让你睡个好觉。

1. 躺在床上，用计时器设置 8 分钟。可以打开一个令人轻松愉快的音乐电台。在天花板上找一个点，将你的注意力集中在这个点上。以 2＋4 呼吸开始练习。

2. 专注于音乐中声音的起伏变化。当你听音乐的时候，留意你出现的任何身体感觉，不加评判地承认它们。

3. 以 2＋4 呼吸结束练习。

深化：你练习得怎么样？有什么令人不快的感觉吗？下次，练习 10 分钟，或者在睡前练习 30 分钟。整晚都把手机放在一边。第二天早晨，花点时间回顾一下，你的睡眠是否有所改善？

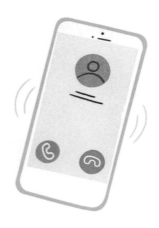

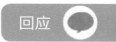

练习 56

感激之盒

阅读时间：3 分钟　完成时间：7 分钟

有些时候你可能根本没有觉察到自己的想法和感受。提高觉知力可以帮助你正念地对它们做出反应。当你在生活中迷失方向时，你很容易被一些令人不快的想法和感受淹没。这个练习将帮助你只保留那些能够给你带来愉快感受的事物。

1. 找一个舒适的地方，以半莲花（盘腿）的姿势坐着。用计时器设置 7 分钟，开始做 4、7、8 呼吸。将觉知带到你的大脑。留意你今天所有令人愉快或令人不快的想法。点点头，承认那些令人愉快的想法。想象把所有令人愉快的想法都放进一个标有"感激"的盒子里。点点头，承认那些令人不快的想法。想象令人不快的想法就像云一样被风轻轻地带走了。当令人不快的想法离开时，你会有一种轻松的感觉。

2. 再做一次 4、7、8 呼吸。将觉知带到你的大脑。留意你今天所有令人愉快或令人不快的感受。点点头，承认这些令人愉快的感受。想象把所有令人愉快的感受都放进一个标有"感激"的盒子里。点点头，承认令人不快的感受。想象令人不快的感受就像云一样被风轻轻地带走了。当令人不快的感受离开时，注意到你有一种轻松的感觉。

3. 再做一次4、7、8呼吸。现在，将觉知带到你的身体。留意你今天所有舒服或不舒服的身体感觉。点点头，承认这种舒服的感觉。想象把这种舒服的身体感觉放在一个标有"感激"的盒子里。点点头，承认不舒服的身体感觉。想象不舒服的身体感觉就像云一样，被风轻轻吹散了。当不舒服的身体感觉过去时，你注意到有一种轻松的感觉。花一点时间来承认和放松每块肌肉的紧张或压力，从你的下巴开始，到你的脖子、肩膀、手臂和腿。

4. 以最后一次4、7、8呼吸结束练习。

深化：你能想象把令人愉快的想法、感受和身体感觉放进盒子里吗？你能让令人不快的事过去吗？花点时间，把这个盒子画出来，在盒子里画上各种令人愉快的想法、感受和身体感觉，对它们表达你的感激之情。

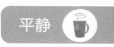

练习 57
平静时光

阅读时间：3 分钟　完成时间：7 分钟

现在，你可能已经开始期待宁静的冥想时刻了。冥想确实可以帮助你集中注意力和放松。这是另一个让你充满宁静的冥想练习，它会让你在一天结束后的晚上感到平静。

1. 找一个舒适的地方坐下，用计时器设置 7 分钟。默念或者大声说："过去已过去，未来亦未来。我专注于当下，我感到快乐且平静。"将你的意识专注于每一次呼吸，注意你的腹部随着每一次呼吸上升和下降。

2. 开始做一次四方形呼吸，默念或大声说："我享受此时此刻，我可以安住于此时此刻。"花点时间，拥抱一下你自己，就像母亲拥抱孩子一样。

3. 再做一次四方形呼吸。默念或大声说："想法有起有落，这是它们的本性。我不需要让它们控制我的大脑。我现在感到舒适和放松。"注意你的身体和身体姿势。承认你的身体、姿势和其他所有感觉。

4. 当你通过鼻孔吸气、嘴巴呼气时，保持你与呼吸的联结。再做一次四方形呼吸，默念或大声说："我能够觉察到所有紧张感，并且可以缓解这种紧张感。"如果有声音，不要做出反应。注意它们，让它们离开。默念或大声说："我的身体现在已经不紧张了，我感到平静、轻松和自由，我有一种回家的感觉。"

5. 专注于觉察你的每一次呼吸，注意你的腹部的上升和下降。以最后一次四方形呼吸结束练习。

深化：你体会到冥想带来的好处了吗？下次，可以把这个活动和视频网站上常见的一个 5 分钟的拉伸视频结合起来。

练习 58

心跳

阅读时间：2分钟 完成时间：8分钟

花点时间关注你的心跳。心跳可以反映你的感受。关注心跳或者呼吸，都可以帮助你与当下联结——尤其是当你感到有压力或遇到困难的时候。

1. 用计时器设置8分钟，躺在床上，感受你的床拥抱着你的身体。随着呼吸，慢慢放松你的肌肉。

2. 开始做一次4、7、8呼吸。把手放在胸口，注意你的心跳是快还是慢。感受你当下的情绪状态，看看它和你的心跳是如何联结在一起的。

3. 再做一次4、7、8呼吸。从100开始倒数，依次减7（93、86……），当你数到2的时候，做一次深呼吸，感觉你的肺部充满了空气，然后回到正常呼吸。将你的注意力放回到心跳上，注意相比之前，它现在是快还是慢。现在，以最快的速度数到100（2、9、16……）。把注意力放回到心跳上，注意这次心跳是快还是慢。

4. 做最后一次 4、7、8 呼吸。重复此练习，直到时间
   结束。

   深化：你的心跳有变化吗？下次，做 10 分钟的练习，
   把一个小枕头、毛绒玩具或其他柔软的物体放在腹部
   上，注意物体和你的腹部随着呼吸的起伏。

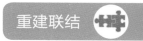

练习 59

改变过去

阅读时间：2 分钟　完成时间：8 分钟

　　过去的经历会影响你的现在。假如有一天你过得非常开心，当你回到房间后听了一首歌时，这首歌就与那一天建立了关联。等到下次你再播放这首歌时，你的头脑中就会立刻充满愉快的回忆。同样地，这个练习也和声音有关，它的目的是帮助你学会不加评判地倾听，不受过去经历的影响。

1. 找一个舒适的地方坐下，用计时器设置 8 分钟。你可以选择戴上耳机，或者找一间不受打扰的安静的房间，以四方形呼吸开始练习。

2. 打开一个音乐频道，随机选择一个播放列表，一首一首往下滑，当数到 10 的时候停下来。你也可以尝试闭着眼睛更换歌曲。全神贯注地听这首歌，注意歌曲中的各种音调和声音，试着区分歌曲中的不同音调。当你听歌的时候，对歌曲中的声音保持中立的态度。注意声音的强度是否时而增加，时而减少。注意你的身体感觉，你是否有一种想要随着音乐舞动身体的冲动？

3. 再做一次四方形呼吸，试着在歌曲中区分不同乐器发出的声音。如果这首歌有人声，试着猜测歌唱者的情绪。注意歌曲中出现了几个人的声音，仔细研究一下声音的音域和音调。

4. 换一首歌，重复以上步骤。

5. 以最后一次四方形呼吸结束练习。

> 深化：你能对你的感受保持中立吗？下次，用3首歌重复这个练习。在练习的最后，写下你留意到的身体感觉，注意这些歌曲是否唤起了一些令人不快或令人愉快的情绪。

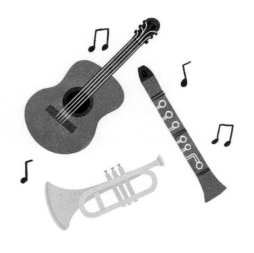

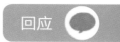
练习 60
换个频道

阅读时间：2 分钟　完成时间：8 分钟

　　你是否留意到，你对自己的想法和感受并不是完全没有选择的？我们的大脑就好像电视机一样，不断播放着电视节目，这些节目有些很好，有些很烂。那些烂节目，比如一些糟糕的真人秀节目，会让你感到精疲力竭。当你发现自己满脑子都是让人精疲力竭的想法时，可以尝试换一换频道。这个练习可以帮助你觉察到那些让你感到被滋养或者消耗的想法，以及只要你想，就可以换个频道。

1. 找个舒服的地方坐下来，准备好笔和纸。用计时器设置 8 分钟，以 2 + 4 呼吸开始练习。

2. 现在，给你的一天按下暂停键。列一张清单，写下你从起床到现在做的所有事情。当你阅读清单的时候，花点时间，允许你的身体和大脑做出反应。在让你感觉"充实"的事情旁边写上"充实"，在让你感觉"消耗"的事情旁边写上"消耗"。考虑一下，有哪些让人消耗的事情是可以被让人充实的事件所替代的？或者，对于这些让你感到消耗的事情，你可以做出怎样的调整，让它们变得更加让人充实？

3. 现在，回想一下，你今天有过自我批评的想法吗？如果有，花点时间默念或大声说："我的大脑中有一个批评家，我准备换个频道，找一个对我友善、温柔的节目主持人。"

4. 以 2 + 4 呼吸结束练习。

深化：给自己写一封鼓励信，当你感觉到内心的批评家在说话时，读一读这封信，然后换个频道。

如何学习更多关于正念的知识

这里有一些我最喜欢的正念书籍和其他资源，希望可以帮助你进一步探索正念的世界。

书籍

如果你想要阅读与正念相关的书，我会重点推荐《幸福的陷阱》，作者是路斯·哈里斯。实际上，我认为它应该成为全世界高中生的必读书。这本书通过介绍一些基于正念的理念，帮助你更好地处理不愉快的想法和感受，创造有意义的生活。通过阅读《幸福的陷阱》，你可以深入了解我们曾在本书中讨论过的一些概念。

《正念青少年》（*Mindfulness for Teen Worry*）这本书里有很多很棒的帮助青少年减轻焦虑的方法和策略，作者是杰弗里·伯恩斯坦博士。伯恩斯坦博士提出的想法既实用又有趣。

正念日记

还有一些很好的正念日记，我个人最喜欢的是 S. J. 斯科特和巴里·达文波特合著的《正念日记：活在当下的练习、写作和反思》(*Mindfulness Journal: Daily Practices, Writing Prompts, and Reflections for Living in the Present Moment*)。

其他

《正念生活卡牌》(*Mindful Living Card Deck*)，作者是伊莱沙·戈尔茨坦。这套卡牌是一个很好的帮助你培养正念习惯的工具，它既简单又有趣。里面包含56张卡片，每张卡片上都写着一个简单的正念练习，你可以随时随地抽出一张来练习。也可以每周抽出一张新卡片，练习一整周。

致　　谢

感谢我在佩珀代因大学的教授杰尔姆·弗龙（Jerome Front），是他首先向我介绍了正念的概念。更要感谢创造性正念研究所（Institute for Creative Mindfulness）的斯蒂芬·丹西格（Stephen Dansiger）博士，他为我的日常练习提供了正念的灵感。

结语　正念之道，你我同行

坚持练习

恭喜你！你已经学会了一种可以陪伴你终身的生活方式。通过正念，你可以应对生活带给你的任何挑战。

你学会了 60 个练习，它们可以让你更加平静、专注、精力集中，并且学会以更积极的方式应对生活。你已经探索了在一天中做练习的最佳时间——早上、中午或晚上。你知道，通过练习正念，你可以在任何时候改善心情。

有了这个新习惯，你也会对这个世界有一种全新的感知和应对方式。

找到你的路

记住，正念不是要改变你的整个生活，而是让你带着一份更大的觉知去生活，这样你就能更好地享受每日时光。希望你能够向他人分享和传授你所学到的东西。

　　每天坚持 10 分钟的正念练习会让你获益良多。正念激活了大脑在自动导航状态下未被激活的那一部分。它能提高你的幸福感，帮助你全身心地投入当下，减少忧虑，并与他人更深入地联结。正念练习既能够通过减轻压力、促进睡眠来改善你的身体健康状况，也能够通过让你保持内心平静来改善你的心理健康状况。

　　正念有很多好处。本书的练习将帮助你把它变成终身练习。

科学教养

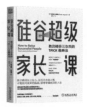

硅谷超级家长课
教出硅谷三女杰的 TRICK 教养法
978-7-111-66562-5

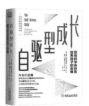

自驱型成长
如何科学有效地培养孩子的自律
978-7-111-63688-5

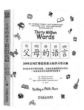

父母的语言
3000 万词汇塑造更强大的学习型大脑
978-7-111-57154-4

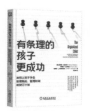

有条理的孩子更成功
如何让孩子学会整理物品、管理时间和制订计划
978-7-111-65707-1

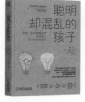

聪明却混乱的孩子
利用"执行技能训练"提升孩子学习力和专注力
978-7-111-66339-3

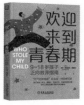

欢迎来到青春期
9~18 岁孩子正向教养指南
978-7-111-68159-5

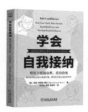

学会自我接纳
帮孩子超越自卑，走向自信
978-7-111-65908-2

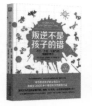

叛逆不是孩子的错
不打、不骂、不动气的温暖教养术
（原书第 2 版）
978-7-111-57562-7

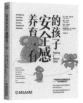

养育有安全感的孩子
978-7-111-65801-6

静 观 自 我 关 怀

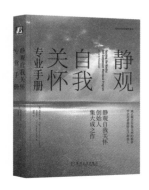 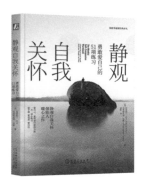

静观自我关怀专业手册

作者：（美）克里斯托弗·杰默（Christopher Germer）克里斯汀·内夫（Kristin Neff）著
ISBN：978-7-111-69771-8

静观自我关怀（八周课）权威著作

静观自我关怀：勇敢爱自己的51项练习

作者：（美）克里斯汀·内夫（Kristin Neff）克里斯托弗·杰默（Christopher Germer）著
ISBN：978-7-111-66104-7

静观自我关怀系统入门练习，循序渐进，从此深深地爱上自己

正念冥想

《正念：此刻是一枝花》

作者：[美] 乔恩·卡巴金 译者：王俊兰

本书是乔恩·卡巴金博士在科学研究多年后，对一般大众介绍如何在日常生活中运用正念，作为自我疗愈的方法和原则，深入浅出，真挚感人。本书对所有想重拾生命瞬息的人士、欲解除生活高压紧张的读者，皆深具参考价值。

《多舛的生命：正念疗愈帮你抚平压力、疼痛和创伤（原书第2版）》

作者：[美] 乔恩·卡巴金 译者：童慧琦 高旭滨

本书是正念减压疗法创始人乔恩·卡巴金的经典著作。它详细阐述了八周正念减压课程的方方面面及其在健保、医学、心理学、神经科学等领域中的应用。正念既可以作为一种正式的心身练习，也可以作为一种觉醒的生活之道，让我们可以持续一生地学习、成长、疗愈和转化。

《穿越抑郁的正念之道》

作者：[美] 马克·威廉姆斯 等 译者：童慧琦 张娜

正念认知疗法，融合了东方禅修冥想传统和现代认知疗法的精髓，不但简单易行，适合自助，而且其改善抑郁情绪的有效性也获得了科学证明。它不但是一种有效应对负面事件和情绪的全新方法，也会改变你看待眼前世界的方式，彻底焕新你的精神状态和生活面貌。

《十分钟冥想》

作者：[英] 安迪·普迪科姆 译者：王俊兰 王彦又

比尔·盖茨的冥想入门书；《原则》作者瑞·达利欧推崇冥想；远读重洋孙思远、正念老师清流共同推荐；苹果、谷歌、英特尔均为员工提供冥想课程。

《五音静心：音乐正念帮你摆脱心理困扰》

作者：武麟

本书的音乐正念静心练习都是基于碎片化时间的练习，你可以随时随地进行。另外，本书特别附赠作者新近创作的"静心系列"专辑，以辅助读者进行静心练习。

更多>>> 　　《正念癌症康复》作者：[美] 琳达·卡尔森 迈克尔·斯佩卡

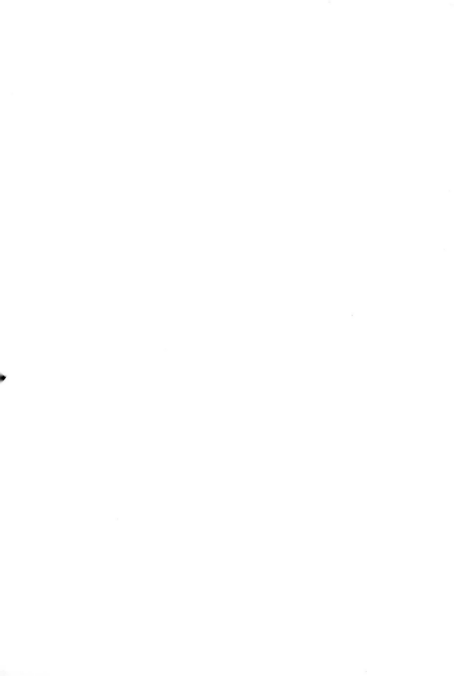

·作者简介·

珍妮·玛丽·巴蒂斯汀（Jennie Marie Battistin）

美国加州注册婚姻和家庭治疗师，以优异成绩毕业于加州马里布的佩珀代因大学，获得临床心理学硕士学位。她与青少年工作的职业生涯开始于伯班克高中。她是纪录片《焦虑》的主持人，这是一部关于帮助学生、老师和家长应对焦虑的纪录片。作为五个孩子的母亲，她热衷于帮助青少年和父母开发工具和资源，以应对各种挑战和心理健康问题。

·译者简介·

祝卓宏 教授，现任中国科学院心理研究所国家公务员心理健康应用研究中心主任、中国灾害防御协会副秘书长、中国健康管理协会公职人员心理健康管理分会副会长兼秘书长、中国心理卫生协会心理治疗与咨询专委会副主任委员、中国心理卫生协会心理咨询师专委会副主任委员，国际语境行为科学协会（ACBS）会士、ACBS中国分会前任理事长。

王洵 四川师范大学发展与教育心理学硕士，美国佐治亚州立大学访问学者，国际语境行为科学协会中国分会常务秘书。现任燕郊金子塔学校心理项目负责人，从事儿童青少年心理辅导、心理健康教育课程研发、家庭教育培训和教师培训。曾任中国科学院心理研究所应用项目部助理，参与翻译了《接纳承诺疗法：正念改变之道》。